心療内科
初診の心得

症例からのメッセージ

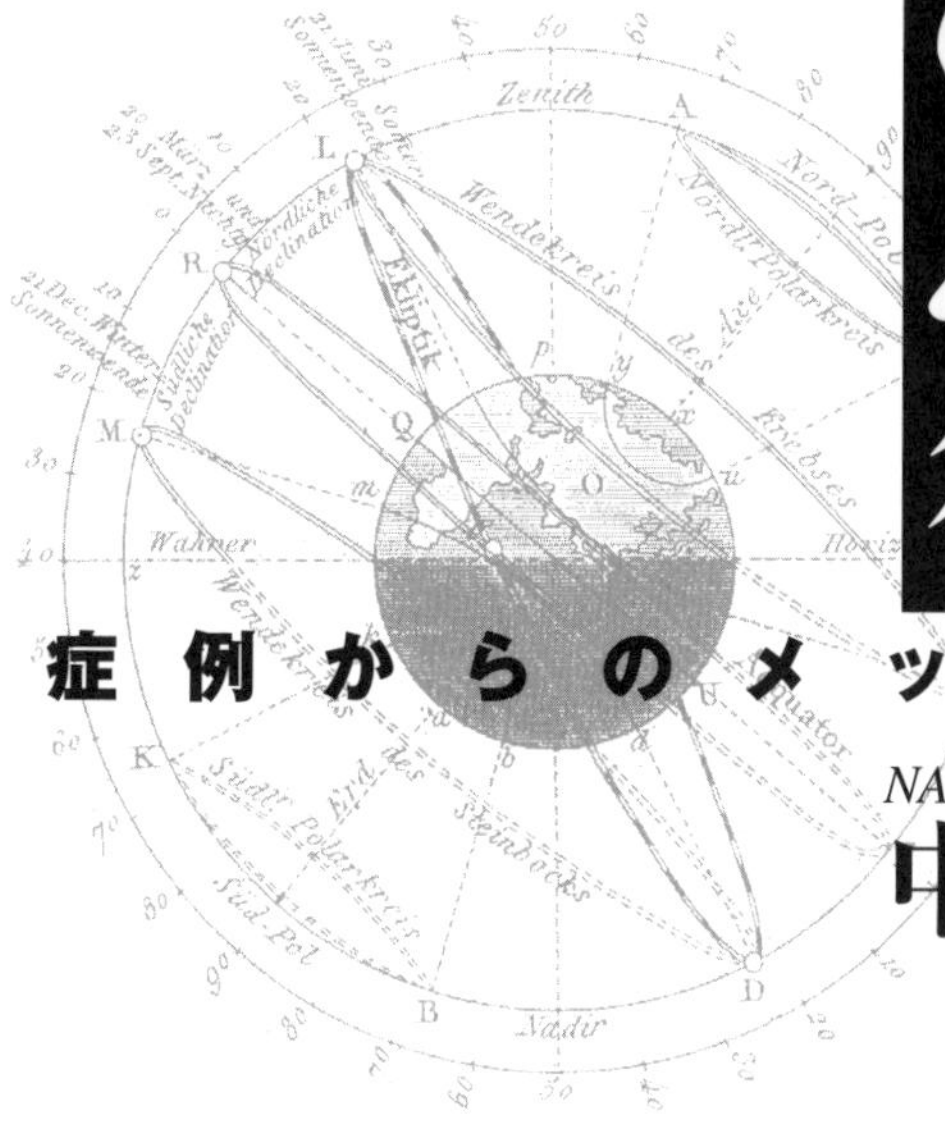

NAKAI Yoshihide
中井吉英

三輪書店

はじめに

わが国では平成8年8月12日に厚生省より「心療内科」が標榜科名として認可された。日本心身医学会は科の名称として「心身医療科」を要望した。しかし、「心療内科」が国民にとって最も知られている名称であるとの理由で「心療内科」が正式な標榜科名となったという経緯がある。

心療内科という科は日本にしかない。この名称の由来について説明しておく。昭和36年にわが国で初めて九州大学に「精神身体医学講座」が誕生した。初代教授の池見酉次郎先生は科の名称を考えられた時に、当時、東京大学で「物療内科」が誕生したのにヒントを得られて「心療内科」という科名を考えられたと聞き及んでいる。

ここで「心身医学」と「心療内科」と「心身医療」の関係について述べておく。「心身医学」は診療科としての「心療内科」の基盤となる学問としての医学であり、「心身医療」は心身医学を志す各科の医師が実践する具体的な臨床的アプローチである。日本心身医学会が「心身医療科」の名称を要望した大きな理由として、心療内科という科名では内科医しか心身医療のアプローチができないといった誤解を回避するためであった。心身医療を実践している医師は各科に及ぶからである。このような理由で、たとえば、「心身医療科（小児科）」といった科名が望ましいと考えられたわけである。

このような経緯を踏まえて、心療内科とはなにかについて述べておきたい。

従来の自然科学の方法を基盤とした医学モデルがBiomedical modelである。自然科学的方法は客観的で再現性があり、個別的でなくすべてに共通した普遍的な部分を抽出しなければならない。そのため臨床において最も大切なデータ…個別性、心理・社会性、人間性といった曖昧な要因を切り捨てねばならなくなる。ここに科学的な医学・医療モデルが成立する。

このような医学モデルは感染症をはじめとする多くの病気を克服し人類の歴史に大きく貢献してきた。感染症のように病因を分析していけば必ず原因に到達するため、疾病理解のためには最も説得力のあるのがBiomedical modelであり、因果論的、力学的、線形力学的な科学モデルである。

しかし、時代が大きく変化した現在、生活習慣病、ストレス関連疾患の増加に伴う疾病構造の変化、人間の寿命が延長した結果に伴う老人医療、在宅医療、緩和医療、ＱＯＬといった医療問題がクローズアップされ、これらが現在の中心テーマとなり、21世紀の医学と医療に引き継がれていくのは明らかである。われわれは新たな医学・医療モデルを構築する必要に迫られている。

そこで、G.L.Engel（１９７７）は糖尿病と統合失調症という代表的な身体疾患と精神疾患を例にあげ、Biomedical model に代表される要素還元論的アプローチでは、二つの疾患の病態の理解も対処も困難であることを示した。心理的、社会的要因を含めた多要因が相互に関連し合いながら病態を形成している場合には、個々の因子への分解が不可能であり意味をもたない。彼はシステムズ・アプローチの考え方を基盤にした Biopsychosocial model を提唱した。彼は全人的医療の具体的な医療のありようを提案したわけである。

また、Luban-plozza は、その著「心身医療の実際」の中で、「心身は不分離であり多因子的な考察法が必要である」と述べ、「心身医学は医学の内部における一つの専門分野というより疾患の多様性を考慮にいれるアプローチである」とも述べている。

Engel や Luban-plozza の考えが心身医学の考え方の基本であろう。したがって心療内科は従来の診療科と診る疾患が異なるのではなく、同じ疾患を診るにしても「その方法が違う」わけである。多要因の関係性を明らかにし病気を全体としてのシステムの異常と、心身相関の病態を研究するのが心身医学であり、医療の現場で両者について診断し治療するのが心身医療である。このような方法により医療を行うのが心身医療医であり、このようなアプローチを内科領域で行うのが心療内科である。心身医学的方法は従来の disease に焦点を当てた医療から patient with illness に焦点を当てた全人的医療の具体的方法をもっている。臓器移植など最先端の医療を医療のハード面とすると、ソフト面の医療の最先端が心身医学であると私は考えている。

ここで内科以外の科が行う場合どうするのかという問題が生じる。この問題を克服するために「心身医療科（○○科）」を厚生省に要望したのであるが。

しかし、上述した心身医学的方法に基づいて精神科領域で医療を行うのが心療精神科、小児科では心療小児科、産婦人科では心療産婦人科…ということになろうか。現実的にはこのような標榜はできないので、「小児科、心療内科」…と併記するのが現実的だろう。

さて本書は「心療内科初診の心得」として30回にわたって「いずみ」に連載されたものをまとめたものである。本書はこれまで述べてきた心身医療・全人的医療の具体的な方法を、心療内科の初診で出会った患者さんを通して、できるだけ臨場感が出るように読者に伝えたいという思いで書いた。

患者さんのプライバシーに触れないように、できる限り配慮し工夫したつもりである。

心療内科初診の心得～症例からのメッセージ～

目次

一・心身症とは

心身症の定義は

心身症の定義は「心身症とは身体疾患の中で、その発症や経過に心理社会的因子が密接に関与し、器質的ないし機能的障害が認められる病態をいう。ただし神経症やうつ病など、他の精神障害に伴う身体症状は除外する」（日本心身医学会、１９９１）ということになっています。心身症とは病名ではなく病態なのです。また消化性潰瘍や気管支喘息といった身体疾患であって、器質的ないし機能的障害が、主として一つの器官を選択して現れます。しかし、あくまでも発症や経過に心理社会的因子が密接に関与している病態をいうわけですから、同じ疾患でも心理社会的因子が関与していない場合には心身症とはいいません。

定義の問題点は

初診時の診察の際、この定義では次の点が問題になります。①心理社会的因子の関与の有無が医師の技量により異なる、②発症だけでなく経過に心理社会的因子が関与する場合もある、

③機能的障害の診断能力はどうか、④神経症やうつ病に伴う身体症状に器質的障害や全身あるいは局所の機能的障害を伴うことがしばしばである。

①ではAという患者が医師の心理社会的因子を評価する技術により、心身症であったり、そうでなかったりします。②では例えば心筋梗塞の患者は罹患後に約50%が不安神経症に近い心理状態になるといわれています。再発や死への不安は、場合によってはパニック障害を伴います。パニック障害は急激な自律神経系の失調と不安感、恐怖感を伴い、胸痛や動悸、息苦しさを伴うため、患者は再発ではないかという誤った考えを抱きます。この様な患者では、リハビリテーションの際に心身医学的なアプローチが必要になります。パニック障害は血流動態の異常や血圧の上昇を伴うこともあり、実際に梗塞の再発に繋がることもあるわけです。このような場合、経過に心理的因子が関与しているといえます。

③の機能的障害の診断ですが、例えば欧米の報告によりますと、下部消化管の機能異常の代表的疾患である過敏性腸症候群を診断できる医師は30%に過ぎないといわれています。身体症状を愁訴にして医療機関を受診する患者の約80%は機能的障害ともいわれています。今後は機能的障害の診断技法の習得が大切になります。

身体症状を呈するうつ病や神経症

ＷＨＯは「Psychological Problems in General Health Care（一般診療における精神疾患）」について、日本を含む14カ国、2万5千人を対象に調査した結果、総合病院内科を受診した患者の24％が明確に分類される精神疾患に罹患し、さらに9％は精神疾患診断基準に合致しないが、なんらかの精神的問題を抱え健康に障害を与えていると報告しています。両者を加えると、内科を受診する患者の三分の一が身体症状を主訴としたうつ病や神経症などの患者であるといえるわけです。

うつ病は最近では軽症化し、胃腸症状や種々の疼痛などを主訴として内科や各科を受診します。川崎医科大学の渡辺教授（現・名誉教授）の報告では、うつ病患者の74％は精神科以外を受診し、そのうち、うつ病ないしうつ状態と診断されていたものは25％に過ぎないとされています。

これらの病気は心身症ではありませんが、各科や心療内科を受診する頻度は非常に高いでしょう。しかし、本来は精神科の病気です。

ただ、うつ病の場合、自律神経系、内分泌系、免疫系の異常を伴うともいわれ、患者の脆弱器官に器質的、機能的異常が出現することもあるため、心身両面より診療する必要もあるわけです。

二、心療内科医とはなにか

前章で「**心身症**」についてお話しましたが、ここでは「**心療内科とはなにか**」について述べたいと思います。

20数年ほど前の話ですが、同僚が内視鏡検査をしていたところ、それを見たある医師が「先生は胃カメラもするの？　それだったら内科医やないか。心療内科医は心だけを診る医師と違うのか」と言われ憤慨していたことを思い出します。心療内科はカウンセリングをする科と誤解している医師が今でも多いようです。

心身医学の誕生と歴史

「**心療内科**」はご存知のように平成8年8月12日に標榜科として厚生省より認可されました。官報では「内科、心療内科、循環器科…」と記載され、内科の分野の中に入れられています。「心療内科」という科名は日本にしかありません。心身医学はもともとドイツで誕生しましたが、第二次世界大戦により一時その発展が中断されます。その間に米国で、心身医学が臨床の中に取り入れられ発展することになります。米国で心身医学がなぜ台頭してきたのでしょう。その理由に、機械文明の発展に伴うストレスによって、心臓神経症など身体症状を前景にした神経症が急増してきたこと、臨床医学の細分化と機械化に伴い全人的な医療の実践や教育がきわめて困難になってきたことがあげられます。精神科医が中心となり発展した米国の心身医学は、現在では臨床各科における精神医学的な問題症例に対するconsultationを中心にしたLiaison psychiatryに発展しました。

西ドイツでは、戦後わが国と同様に、高度の工業化に伴う医療の機械化への反省として、内科医が中心になり、心身医学科として精神科や内科とは別に発展してきました。

わが国の心身医学も内科医を中心に発展し、その結果として「心療内科」という科が誕生したのだと思います。

いずれにしろ心身医学の出発点は、臨床医学の細分化と機械化に伴う弊害と、動物実験をもとにした医学への反省にあるといえます。

心療内科医になるために

心療内科医になるために、まず内科のトレーニングを2~3年受けます。それから内科領域の専門分野、例えば消化器や循環器などの専門医としてのトレーニングを受け、その後ようやく、心療内科医としてのトレーニングが始まるわけです。

心療内科医になるためには身体医学的にも深くまで診る医師にならなければなりません。その上で、心と身体（中枢と末梢）をつなぐ自律神経系、内分泌系、免疫系の働きに基盤を置きつつ、心と身体を二分せずに「**心身相関の病態**」を診断し治療し研究する医師になるわけです。

実際の診療では、私たちは病気ではなくpatient with illnessに焦点を当てます。医学と医療を一致させようとすると必ず矛盾が生じます。科学としての医学はdiseaseに焦点を当て、臨床としての医療はpatient with illnessに焦点を当てざるを得ません。「臨床とは個の医学」ではないでしょうか。そこから普遍性を追求する。私は医学イコール医療ではないと思うのです。

また、私たちは精神医学的に正常と思われる人の中の深い心理を診るようにします。「深い心理」とは何でしょうか。このことについては後の章でお話ししたいと思っています。ただ、心身医学は「病は気から」の医学や「心因性」の病気を診る医学では決してありません。心療内科医は心と身体を一方通行としてではなく、相互作用として把握し、「心身相関の病態」を診る専門医であると私は考えています。

三、初診のプロセス（その一）

心療内科の診療の80％が初診にかかっていると私は考えています。

初診の私の心境は、患者さんの訴える症状の病態（犯人）を探すシャーロック・ホームズのようでもあり、真っ白なキャンバスを前にした画家の心境のようでもあります。

初診は、心身相関の病態の診断と、がんなど重篤な疾患の除外とともに、医師と患者の信頼関係を築きあげていくプロセスでもあります。

診察の後半には、患者が受け入れられる言葉や方法で、心身相関の病態をフィードバックします。その結果、これからの見通しと、必要な検査や治療法、とくに心理的アプローチについての説明が容易になり、治療への患者のモチベーションを高めます。考えてみれば、このような過程は心療内科になにも特別なことではありません。

診察の前に

診察室に患者が入ってきます。その時、診察机の上にはカルテ、紹介状、問診票（自己記入式）、ルーチンの尿検査のデータ、レントゲンフィルム…ここまでは他の内科と同じです…、それからインテーク面接用紙、ＫＭＩ（Kyudai Medical Index, 用紙には「健康調査票」と記載）が並べられています。

心療内科のインテーク面接とは、外来初診患者に対して、診察前に最初に行われる心理的な立場からの面接で、臨床心理士により行われます。診察の時には、患者の家族構成、生育史、社会適応状態などが面接用紙に記入されています。

ＫＭＩは診察前の待ち時間に患者に記入してもらいます。10分ほどで記入でき、しかも患者の既往歴や家族歴、精神症状、精神状態と適応状況、身体症状が99の質問項目によって網羅されていますから、患者の全体像が大まかに把握でき大変便利です。インテーク面接とＫＭＩについては『心身医学標準テキスト』（久保千春編、医学書院１９９６）に詳しく書かれています。以上の資料を診察前に目を通しておき、診察に入ります。

診察のはじめに

(1)「心因性」という言葉

紹介されてくる患者は、十分な心療内科の説明を受けていない人が多く、例えば、「なぜ心療内科を紹介されたのか分からない。こんなに痛みがあるのに…」と不満をもっています。また、紹介医より「心因性の病気」といったニュアンスの説明を受けた患者では、心療内科を受診したことにずいぶん抵抗があります。

「**心因性**」という言葉を私たちは絶対に使いません。その言葉は「病気ではなく気のせい」「怠け病」「弱い性格」といったメッセージを患者に伝えることになってしまうからです。家族もそのような目で患者を見てしまいます。

そのような場合、「体に症状があるのですから、必ず体にその原因が見つかるはずですよ。それをこれから見つけましょうね」「心だけで体の症状は起こりませんから」「痛みなどの症状があれば、だれでも精神的にまいってしまいますよね」と話してあげます。逆に、患者自身の判断で心療内科を受診した場合には、患者は心理的要因を強調し過ぎています。

紹介されてきた患者には、「先生から心療内科の受診を勧められるに当たって、どのような説明を受けましたか」と必ず聞くことにしています。十分な説明を受けていない患者が多く残念です。そのような患者には、心療内科の説明を先ず行い、患者が納得したのを見計らって、次のステップに進みます。

⑵患者の病気への理解は

「これまで受診した診療所や病院で、どのような検査を受け、その結果、先生はどのような説明をされましたか」、「先生の言った説明で納得していますか。していないとすれば、どのような点が不満なのでしょうか」、「それでは、自分の病気がどのような原因で起こっているとお思いですか。あなた自身の考えを聞かせてくれませんか」と尋ねながら、患者自身の症状や病気に対する考えを整理していきます。診察の初期の会話で、これまでの医療への不満、病気に対する不安や誤った考えを明らかにして次のステップに進みます。

四．初診のプロセス（その二）

初診のプロセス（その一）で、受診の動機、紹介医の説明、これまでの治療関係、病気の理解度、心療内科に対する考えなどを患者や家族から、診察のはじめによく聞いておくことと、その意味についてお話しました。初診のプロセスのスタートはこのようにして始まります。最も大切な一歩です。

心療内科について説明するときに

「心療内科」についての説明をする際に、心と身体がどのように深く関わっているのかを分かりやすい例を挙げて説明します。また、病気になったことが二次的に感情や行動に変化をきたし、病気の経過にも影響を及ぼしていることについても説明します。よく例に出すのは、

「病気や事故で中途失明になる人は、一年で何人ぐらいかご存じですか」

「そのうち、何人ぐらいの人が自殺を考えると思いますか」

「人工透析を受けている人の自殺率は、一般の人の何倍ぐらいと思いますか」

という質問をしてみます。多くの患者は、その人数や頻度の多さと高さに驚きます。私は、「病気になれば、すべての人が精神的にこんなに重いダメージを受けてしまうんですよね。もちろん私だって、そうなれば同じなんだと思います。がんの患者さんは、その最たるものだと思いませんか。そのがんも、病気になったことに対する心の在りようが、病気の再発や予後に影響することが分かってきたんですよ」

「私たちは内科医ですが、これまでお話してきたように、身体と心を分けないで診る内科医だと考えてもらえればいいと思います」

このような会話をするなかで、これから始まる診察と診断、そして治療の土台を築いていくわけです。

心療内科の診断法の基本は

心療内科での診断には三つの方法があります。私たちが学生時代に教えられた診断法は、ひとつひとつの疾患を除外していくといった除外診断 Exclusive Diagnosis です。心療内科では、**図1**のように、器質的要因を診断する除外診断とともに、機能的要因や心理的要因を積極的に診断していく積極的診断 Positive Diagnosis を行い、その効果を評価することによって心理的要因を診断する治療的診断 Therapeutic Diagnosis の三つを並行して行います。なお、最近では、服薬行動、受診行動、ストレス対処行動などの行動面の評価が重要になってきました。

それぞれの要因の存在の有無、それから、それぞれの要因がどのような関わりをもって、症状や病態を形成しているかを診断していきます。初診の場合には、問診や診察、診察室で容易に行える検査、心理面接や心理テストによって行います。

三つの要因について

三つの要因と言いましたが、ここで注意しておかなければならない点が四つあります。①これらの要因は、しばしば重複して病態を形成している、②がんや膠原病などの重篤な疾患が、診断がつかなかったりして見逃されている、③心理的要因が一次的か二次的か、あるいは両方か、④初診において機能的要因を、どのような方法で診断するのかの4点です。

例えば、左季肋部痛と便通異常を主訴とした慢性膵炎（膵石症）の患者について説明してみます。

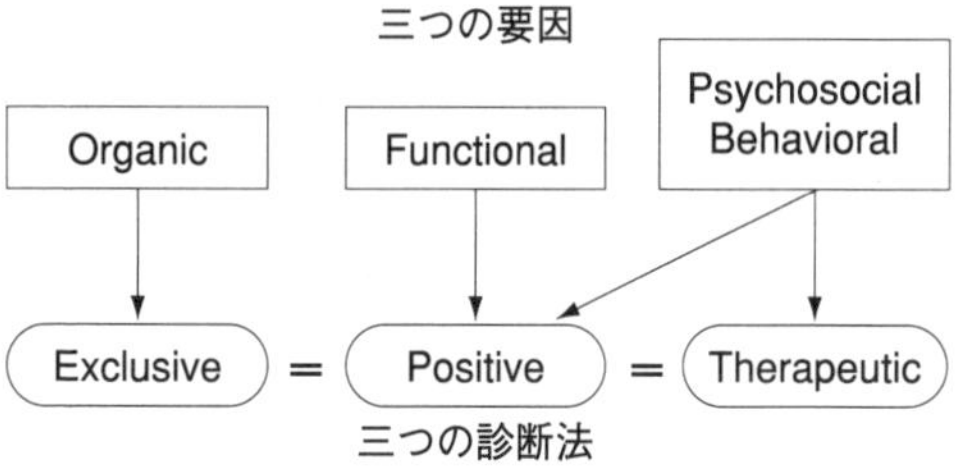

図 1　心療内科での診断法

このケースは外科で膵石摘除術、麻酔科で神経ブロックを受けたにもかかわらず痛みは増強するばかりで、慢性疼痛性障害として紹介されました。痛みは膵炎の痛み以上に、過敏性腸症候群による機能的な痛みが症状の主体を占めていたことが分かりました。しかし、患者は膵炎による痛みと思い込み、病気が悪化することへの不安や恐怖のために、極端に脂肪食やタンパク質を制限し、貧血に陥っていました。この患者の場合は、三つの要因が重複していたケースと考えられます。

私はこれまでに、心因性疼痛として紹介された患者のなかに15例の膵がんを見つけました。そのうち、2例がペンタゾシン依存症として紹介されています。また、一昨年、過敏性腸症候群として紹介された患者のなかに、3例のクローン病が見つかりました。これなどは、心理的な面に焦点が当てられ、重篤な疾患が見逃されていたケースです。

以前、心因性嘔吐として紹介された患者は、なるほど会ってみると、心気的で症状に対するとらわれが非常に強く、「心因性…」と前医が診断したとしてもやむを得ないと思いました。しかし詳しく問診すると、食事中に悪心と嘔吐が起こり、とくに固形物で強くなるが流動食では軽い点や、吐いてしまうと嘔吐は軽快するなどにより、食道の器質的要因による症状を疑いました。

そこで、コップ一杯の水を飲んでもらい、心窩部に聴診器を当て、水の音が胃内に流れ落ちるまでの時間を調べましたが非常に遅い。そこで、直ちに抗コリン剤を注射せずに食道透視をしてみましたところ、食道アカラシアの所見が見つかりました。テレビのモニターを患者に見せて説明し、日を置いて強制噴門拡張術を行ったところ症状は消失しました。

このケースは6年間も診断がつかず、精神科にも通院していました。症状が軽快したことと、食道透視中にテレビモニターを患者に見せながら嘔吐の原因を説明し、病態をフィードバックした結果、患者は、「これまで心因性と言われ納得できませんでしたが、6年目にして、ようやく原因が分かり安心しました」と語り、心気的な症状はまったく消失し社会復帰ができました。この症例の場合は、まさに二次的な心理的要因が加わっていたものと思われます。軽症の食道アカラシアは抗コリン剤を注射して食道胃透視を行うと見逃してしまう場合が多いのです。

心療内科の初診は、まさに真っ白なキャンバスを前にして絵を描く画家の心境です。

心身相関の病態の診断

三つの要因の診断とともに、心療内科の初診では、中枢と末梢を繋ぐ心身相関の病態の診断が必要です。私は図2のように心身相関を考えています。

心身相関の病態を考える場合に、中枢と末梢をつなぐ自律神経系、内分泌系、免疫系の働きが重要です。精神神経内分泌学や精神神経免疫学、大脳生理学、中枢薬理学などの基礎的研究により、中枢と末梢の相互関係が明らかになって来ました。例えば、サイトカインネットワークのように、心と身体は相互作用の関係にあることもわかって来たのです。

次に、三つの要因と心身相関の病態の診断について問診と面接を中心にお話したいと思います。

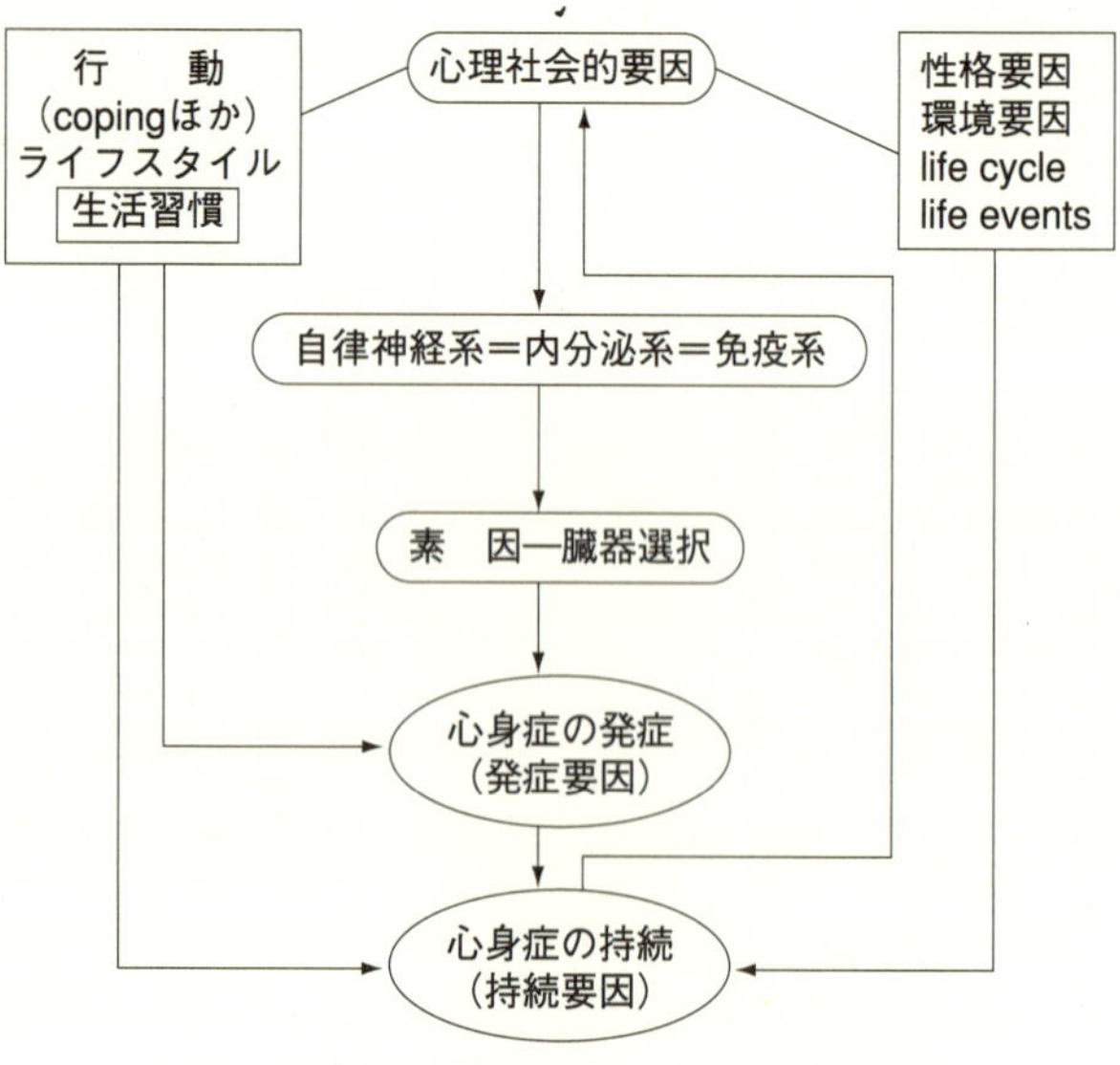

図 2　心身症の成り立ち（心身相関の病態）

五．初診のプロセス（その三）

心療内科の診断法には、除外、積極的、治療的の三つの診断技法があるとお話しました。三つの診断法は、器質的、機能的、心理的の3要因を診断していくための方法です。また、心身相関の病態についても診断していかねばなりません。ここでは一症例を通して、具体的にお話したいと思います。

身体症状から入る

患者は左前胸部痛を訴える53歳の主婦Aさんです。循環器の専門病院から紹介されてきました。紹介医の診断名は心臓神経症でした。発症から一年半が経っていました。もちろん、循環器に関する検査は、血管造影を含めて全て施行され、異常が認められず、心理的要因の関与を疑われたわけです。

患者は胸痛で苦しんでいるのに、心療内科を紹介されたことに不満をもっています。前々章でお話しましたように、患者の不満や、痛みの原因についての彼女の考えに耳を傾けることにしました。

「こんなに痛いのに、きっと病気が見逃されているのに違いありません。痛みがこんなに長く続いているのに、どこにも異常がないはずありませんわ」とAさんは訴えました。

「Aさんの言われる通りですね。でも、胸が痛いから心臓に原因があるとは限らないんですよ。食道や胃や腸の痛みも、胸の痛みとして感じることがあるんです。紹介された主治医の先生は、そのようなことを含めて、私に診察を依頼されたのじゃないでしょうか」と私は話しました。

心療内科には身体症状を訴えて受診しますから、心理的な面から入っていくと、うまくいかない場合が多いのです。私はまず、体から入っていきます。

問診の重要性

「言葉で表現すると、どのような感じの痛みですか？　たとえば、チクチクといったように。それから、どの辺りに痛みを感じますか。手で痛む場所を押さえてくれませんか」と尋ねました。

患者は右の手のひらで、前胸部を押さえながら、

「先生、この辺りなのです。張ったような、時にはキリキリするような痛みです」

「痛みが強くなるのは、どのような時ですか？」

「それが分からないのです。食事とも運動とも関係ないし」

「ところでゲップがよくでませんか？」

と尋ねてみました。

「先生、思いだしましたわ。ゲップが出ると不思議に痛みがなくなるのです」

「Aさんは、ひょっとすると歯医者に通ったことはありませんか？」

「2年ほど前に、歯の一部を入れ歯にしたんです。それが噛み合わせが悪くって、何回か作り変えてもらいました。そのうちゲップがよく出るようになってきたのを思いだしました。でも先生、そのことと胸の痛みとどういう関係があるのですか？」

「その理由は後でゆっくりと説明してあげますから、まず診察をさせてくださいね」

問診を行いながら、私は空気えん下症による胸痛を予測しました。

診察のタイミング

問診から診察に移るタイミングが大切です。問診で私が考えた症状を形成している病態を検証しなければなりません。それから、最も大切なことは、患者に「なるほどそうだったのか」と受け入れ、納得してもらえるような病態を伝えることです。言葉でそれを伝えても、受け入れてもらえないことが多いのです。だから、「あとでゆっくりと説明してあげますから、診察させてくださいね」と話したのです。

手順通り診察を進めて行くと、予想していた通りでした。腹部を打診したところ、かなり広い範囲で胃部に一致して tympanitic な所見が認められました。

診察中の会話の大切さ

診察中の会話は最も大切です。

「先生、そこのところ、太鼓のようにポンポン音がしているのはどうしてですか？」

とAさんは不思議そうに尋ねました。

「ここ、どこだか分かりますか？　胃なんですよ。ちなみに大腸は、ここから始まってこのような位置にあるのですよ」

「胃や腸って、こんなに上まで来ているのですか。心臓の真下にあるのですね」

Aさんは大変驚いた様子でした。

私はAさんの腹部を触りながら、胃と大腸の位置を説明し、消化管に空気の溜まっていない部分と胃部をそれぞれ打診し、

「空気の溜まっているところと、そうでないところの音の違いがわかるでしょう」

と説明しました。

「Aさん、いまは痛みますか？」

「いいえ、張った感じだけです」

「それでは立ってくれますか。どうですか？」

「はい、立つと痛みはありませんが、張った感じがうんと強くなります」

「空気は起立すると上にあがりますからね。いま感じておられる胸の張りは、いつもの症状や場所と同じですか？」

「まったく同じですわ…不思議…」

積極的診断と心身相関

そこで、胃透視に使用する発泡錠を服用してもらい（もちろん張った感じは増強しますが、痛みはまだ起こりません）、目を閉じてAさんが最近、最も不愉快だったことをイメージしてもらいました。見事に前胸部に、いつもAさんの自覚している痛みが起こってきました。

「先生、この痛みです。ああ、こんなことで痛みが起こるのですね。思い出してみると、いらいらしている時、腹がたっているのに我慢している時などに痛みを感じていましたわ」

ここでようやく、Aさんは痛みと感情との関係（心身相関）を理解し始めたのです。

後日、胃電図（Electric gastrography：EGG）と心電図をとりながら、以上に述べた同じ方法を行い、痛みを再現してみました。胃電図は、腹壁の表面に張りつけた電極から胃の電気活動をとらえるもので、心電図と同じ原理の検査です。普通、胃は1分間に3cpmの規則正しい電気活動を繰り返しています。発泡錠の服用だけでは胃電図にさほどの変化は起こりません。しかし、最も不愉快だった場面を催眠化でイメージさせると、胃電図は急速に高電位の不規則な異常波形となり、Aさんはいつもの胸痛を訴え始めました。もちろん、同時に撮った心電図は正常です。食道・胃内視鏡検査を含めた除外診断もしましたが、異常が認められませんでした。

Aさんの診断名は

Aさんの胸痛は空気えん下症による胃心症候群（Gastro-cardiac syndrome）によるものでした。消化管のgas painは、しばしば胸部や腰背部、肩、臀部、大腿部などに現れます。とくに、胃部、脾彎曲部、肝彎曲部のgas painは、胸痛となることが多いのです。

症状の背後にあるものは

Aさんは工芸家の夫と二人の娘の四人暮らしでした。数年前に二人の娘さんが結婚し、現在は夫と二人暮らしです。また、3年前に母親を、発症の半年前に最愛の父親を心筋梗塞で亡くしていることが分かりました。

このような時期に、それまで放置していた傷んだ歯を治療するために、歯科医に通院し一部を入れ歯にしたのです。

噛み合わせが悪いと、食事や会話の時に空気を一緒に飲みます。また、歯や喉に違和感があると生唾を飲み込む習慣がついてしまい、とくにAさんのように几帳面で完全癖の強い人はなおさらです。いつのまにか空気えん下症となり、症状に強くとらわれてしまいました。父親が心筋梗塞で死亡したことも、彼女の不安や恐怖に大いに影響しています。

また、Aさんは心身ともに不安定になる更年期というライフサイクルにいます。この時期は往々にして、子どもたちの独立や両親の死亡などの分離が重なりやすい時期でもあるのです。また、この時期は夫婦が向き合う時期でもあります。病気をしたこともなく仕事一筋の職人気質の夫には、とてもAさんの苦痛（胸の痛み、離別の痛み、不安と孤独）を理解し受けとめることはできません。夫婦の心の交流が育っていなかったのです。「どこも異常がありませんよ」という医師の言葉は、ますますAさんを突き放し、不安を高めていったのです。そして、やっと私という医師に「心と体の痛み」を受けとめられたのです。

六．痛みの原因が分からないとき

これまで、初診のプロセスのアウトラインについて話してきました。これからは、私が経験した症例を通して、「心療内科初診の心得」の実際をお話したいと思います。

まず、前胸部痛と左頸部痛を訴え来院した症例です。

神経ブロックが効かない慢性疼痛

患者は、Aさんという23歳の女性です。発症して心療内科を受診するまでに、10カ月が経っていました。12月末に感冒に罹患し、ようやく解熱したころから、現在の痛みが出現してきたのです。左頸部から前胸部にかけて、「ぎりぎり」した激痛が起こります。某耳鼻科を受診しましたが異常なく、つぎに某大学麻酔科ペインクリニックを受診し、神経ブロックを数回にわたって受けましたが、疼痛はまったく軽減しなかったようです。

その後も、脳外科、整形外科、内科を受診していますが異常がなく、また消炎鎮痛剤の投与も無効のため、原因不明の慢性疼痛として当科を紹介されたわけです。

増強因子と軽快因子は

慢性疼痛の患者に痛みの増強因子と軽快因子を詳しく聴きますと、痛みの原因が推測できます。もちろん患者が気づいていないことも多いのですが。

Aさんに問診を進めていきますと、入浴や軽い運動によって痛みは軽快し、逆に同じ姿勢でテレビを観ていたり、身体を冷やしたりすると、痛みは増強することが分かりました。

驚いたことに、痛みがほぼ一日中続いていたにもかかわらず、Aさんは休まず美容師として勤務していることも分かりました。

Aさんのように温めたり軽い運動により軽減する疼痛の場合、筋肉性の痛みが考えられます。緊張型頭痛の場合も同じです。にもかかわらず、Aさんは痛みがあるため、かえって痛みのある部位にコルセットを装着したりして安静に保つよう心がけてきたのです。慢性疼痛の患者がしばしば陥りやすい疼痛行動です。

診察により分かったこと

診察をしてみますと、左右の頸部〜肩〜肋間筋の圧痛が著明でした。Aさんの痛みは筋痛(myalgia)が原因であることが分かってきました。また、脊椎を診察しますと、強い側彎があることも分かりました。それぞれの部位の筋肉を押さえながらAさんに、

「いつも痛むのは、この場所じゃありませんか」と尋ねてみました。

Aさんは痛みのため苦痛で顔を歪めながら、

「先生、この痛みです。場所も同じです。その場所は骨ですか？　神経ですか？」

私は肋間筋を押さえながら、

「肋間筋といって、肋骨と肋骨の間をつないでいる筋肉ですよ。自分の指で押さえてみてください」

私は、Aさんの手を取って誘導しながら、彼女の指で肋間筋と左の頸部筋を思い切り押さえさせました。痛みのため彼女が飛び上がったのはいうまでもありません。

「先生、でも右側の首はあまり痛まないのですよ。なぜ左側が強いのですか？」

「あなたの背中を診てみましたが、背骨が一方に曲がっていて、どうしても左上半身の筋肉に負担がかかってしまいます。ちょっと絵に書いて説明してみますね。ほれ、こんなに曲がっているため、重い頭を支えて首を真直ぐにするのに、どうしても左上半身に力がかかってしまいます。だから左の首の筋肉が痛むのですよ」と話して、もう一度、左右の頸部の筋肉を同じ力で押さえてみました。

「Aさん、どうですか？　どちらがより痛いですか？」

Aさんは、「もちろん左ですわ。これまでずっと苦しんできた痛みは筋肉の痛みだったのですね」といって何度もうなずいてくれました。

末梢に症状があれば、それを裏づけるなんらかの病態が末梢に存在するというのが私の信念です。Aさんの痛みは筋肉性の機能障害（筋痛症）だったのです。それでは筋痛症の原因は何なのでしょうか。

明るい表情からは

Aさんと話していると、明るい表情や活発な話し方から、とても彼女の心身の苦痛を理解することはできません。私はこの乖離を不思議に感じました。

診察の後に、引き続いて尋ねてみました。その結果、頭重感、全身倦怠感、食欲不振などの症状とともに、睡眠障害（熟眠障害、早朝覚醒）、朝起きづらい、気分の日内変動（午前中悪く、午後から良くなる）、意欲や集中力の低下（根気がない、仕事をしていても疲れで横になりたくなる）などの軽症うつ病と考えられる症状があることが分かってきました。SDS（Self-rating Depression Scale）でも61点と高得点（50点以上がうつ病の診断）でした。また、うつ状態の時には痛みの閾値が低下し、筋痛による痛みの程度が増強します。そのため痛みによって、うつ状態がさらに強くなるといった悪循環に陥っていくわけです。

これまでどうしてAさんがうつ状態であることがわからなかったのでしょうか。

軽症うつ病の特徴は

身体症状を訴える軽症うつ病が増加しています。このような患者が精神科を受診することは稀で、この症例のように多くは精神科以外の各科を受診します。最も多い主訴は、消化器症状です。つぎに疼痛です。とくに、高齢者では疼痛が一番多い主訴になります。疼痛は、ある部位に固定している場合もありますし、そうでない場合もあります。

軽症うつ病の患者は、Aさんのように几帳面で熱意があり、責任感が強く過剰適応(over-adaptation)の傾向が強いため、診察中も医師の前では明るい患者を演じ、うつ病の存在を見逃してしまうのです。軽症うつ病は一種のストレス病です。Aさんのように過剰適応に陥りやすい人が、心身のストレスを蓄積していくのです。体質、性格、環境要因との相互作用により発症し、現代社会に増加し多くの優良な人に多発するのがこの病気です。

ウイルス感染と軽症うつ病

Aさんの発症は、感冒が引き金になっています。軽症うつ病は、インフルエンザやウイルス性肝炎に罹患した後にもよく起こります。感冒の後に全身倦怠感、めまい、食欲不振、微熱などの症状が続く場合、自律神経失調症と診断されている場合が多いようですが、実際は軽症うつ病であることが多いのです。

最近、免疫系と中枢神経系との間にネットワークのあることが分かってきました。ネットワークの乱れが、炎症疾患だけでなく情動障害を引き起こす可能性が示唆されています。炎症により末梢で産生されたサイトカインは視床下部に作用し、CRHを放出することが明らかになってきました。CRHは青斑核→ノルエピネフリンの産生→交感神経系と作用し、ストレスが加わった場合と同様の生理的、行動学的、情緒的変化を促進します。したがって、ネットワークの乱れは身体症状を主訴とした軽症うつ病などの情動障害とともに自律神経失調状態を引き起こす可能性があるわけです。

Aさんには、症状のメカニズムを診察中にフィードバックし、少量の三環系抗うつ薬と抗不安薬を夕食後に1回投与したところ、数日で痛みは消失しました。また、三環系抗うつ薬は神経線維終末より放出されるセロトニンやノルアドレナリンの再取り込みを抑制し、下行性疼痛抑制系神経系の機能を賦活して脊髄後角に対して鎮痛効果を発揮しますので、疼痛を主訴とした軽症うつ病には、三環系抗うつ薬の投与が有効です。

診察の終わりにAさんに

「明るく元気そうに振る舞っておられるけれど、本当は苦痛のために仕事も休みたいほど追いつめられているのでしょう?」と問いかけたところ、彼女の目に涙があふれ、明るい表情が一変して苦痛に歪んだ暗い表情になったのが、今でも印象に残っています。もっと初期に診断がついていればと、Ａさんのような患者に出会うたびに胸が痛みます。

七．病態が重複するときに

病態が重複しているとき、医師も十分な説明ができないため、患者の不安が強くなり複雑な経過をとることがあります。そのようなとき、医師患者関係に患者と医師のパーソナリティーが反映されるため、治療関係がしばしばこじれてしまいます。

「これは難しいケースだ」

ある病院の神経内科から紹介されてきた53歳の会社員Aさんの場合もそうでした。主訴は歩行するときに「お酒に酔ったような」ふらつきがする、文字がしっかり書けない、言葉がもつれる、でした。3年前に健診で糖尿病を疑われ近医を受診しましたが、ふらつきや書字障害があるため、小脳失調を疑われて神経内科を紹介されたわけです。

紹介状には「MRIでは右小脳に軽度の萎縮を、脳血流シンチでは右小脳半球に軽度の血流低下が認められOPCA（脊髄小脳変性症）を疑われた。しかし、友人や家族と楽しい時間を過ごしているときには症状が消失していることや、神経学的所見と症状が合わないので心療内科的な評価を依頼する」という内容が書かれていました。

Ａさんは、心療内科に関する本を読み、「自分には当てはまらない気がするが、今の症状が良くなるのならどこへでも受診し治してもらおう」と考えたようです。症状や経過より、「これは難しいケースだ」と直感しました。

私の内面に起こる感情

がっちりした体格のＡさん。正面から私を見すえます。かたい表情です。礼儀正しい応対のなかに不信感と威圧感が伝わってきます。

威圧感を感じとりながらも、私は自分の内面に生じる感情の動きを冷静に見つめます。威圧感の背後に存在する攻撃的感情の意味を理解しようと努めます。このようなとき、私は患者の歴史を歩み、彼を理解することに集中します。ここでインテーク面接の記録が役立ちます。

三人兄弟の末っ子であるＡさんの父親は、彼の誕生前に腹膜炎で急死。そのため彼は物心がつく前に養子に出されます。Ａさんは、

「生まれてこのかた人に甘えた体験がありません。常に自分を頼りにひたすら張りつめた気持ちで生きてきました」

と語っています。幼少期から母親を介しての温かい人間的なふれあいのないＡさんは、依存

性を抑圧せざるを得ない人生を歩んできたのです。また、数カ月前にリストラにあったこともわかりました。営業部長のAさんは、会社の経営状態の悪化に対して断固リストラの必要性を会議で主張してきました。皮肉にも、その第一号がAさんだったのです。

「私の病気の原因はなんなのでしょうか」

「治るのでしょうか」

「私はどう対処すればよいのでしょうか」

不安におののきながら、本当は誰かにしがみつきたいほどのAさんの心境が伝わってきます。そのような感情が強くなればなるほど、彼は張りつめ身構えてしまうのです。Aさんの背後にある心の叫びが感じられたとき、私は彼から受ける威圧感に耐える必要はなくなります。彼の心の痛みを理解し受けとめる準備が私の内面に起こります。

ようやく、診察を進めていく心の準備が私にできたのです。

診察で分かったこと

診察を進めました。ロンベルグ試験は疑陽性、診察中の会話は正常ですが、ラ行がやや発音しにくく、軽度の構音障害がありました。書字障害はなく、筋力の低下と歩行障害は認められません。ただ診察室での歩行の際に、「ふらつき」を伴い歩きにくいと訴えました。

シェロング試験が陽性でした。起立時に収縮期血圧が著明に低下します。しばらく立ち続けていると「ふらつき」が増強し、「ふらつき」の程度と連続血圧計により測定した血圧値の変動が一致することがわかりました。書字困難と言葉がもつれるといった症状は、それまで一日60本吸っていたタバコを止めてから、ほとんど軽快しているようです。

私は、Aさんが苦しんでいる症状の主体は糖尿病性の自律神経障害によるものではないかと考え、最近の空腹時の血糖値を聞きました。血糖値は150〜200mg/dLで、糖尿病のコントロールが、まだ不十分なことが分かりました。

説明の前に

診察が終わったころには、Aさんのかたい表情も少しは和らいでいました。彼が私の説明を待ち望んでいるのが分かります。私は説明する前にAさんに尋ねてみました。

「Aさんは自分の病気をどのように考えていますか」

「わからない。だから困るのです。先生たちから具体的な指示が欲しいのです。そうすればそのとおり実行しますが、どこの病院に行っても分からない。目からじゃないかと思って眼鏡も作り変えました。私の体は明らかに健康な人とは違うんです。精神的な原因も加わっていると言われましたが、リストラされたのは病気になってずいぶん日が経ってからですから」

私はAさんが、糖尿病という病気にどのように取り組んでいるかを聞いてみました。

「食餌療法はどうしていますか」

「家内にすべてまかせっきりです」

「運動は？ 一日何歩ぐらい歩いていますか」

「400歩ぐらいです…。車ばかりですから」

「血糖値が高いですが、適切な空腹時血糖の値はどのくらいかご存知ですか」

「さあ、…治療は先生にお任せしていますから」

私はAさんの話を聞いて不思議に思いました。人に頼ることなく生きてきたAさんが、自分の病気に関しては、すべてを他人に依存しているのです。人生の早期に依存欲求が満たされずに育ってきた人はそのような欲求を抑圧し、むしろ超自立的な生きかたをします（pseudoin-dependent）。このような人が病気になったとき、それまで抑圧されていた依存性が闘病生活に反映され、セルフコントロール能力が発揮されないのです。

Aさんに病態を説明するとき、このような背景を理解し、病気や症状をAさん自身がセルフコントロールできるんだといった自信を持てるような説明が必要になります。

患者心理を理解し説明する

私はさらにAさんに聞きました。

「診察室で歩いてもらったとき、ふらつきを感じましたね。いつもと同じ症状ですか」

「そうです。でも、いつもはもっと強く起こります」

「今、歩かれたときに真っ直ぐ歩けましたか」

「いいえ、やっぱりふらついて真っ直ぐ歩けませんでした」（実際に観察したAさんの歩行はスムーズでした）

私は、Aさんに血圧値とふらつきの関係の記録を示し、

「小脳の症状はわずかで、むしろ改善していますよ。現在の症状の多くは糖尿病の自律神経障害による起立性低血圧のために起こっていて、Aさんが食餌療法や運動療法に自ら取り組み糖尿病を治すことで、症状の大部分は自分でコントロールできるんですよ」と説明しました。

それまで張りつめていたAさんの表情が突然崩れ、彼の目から涙があふれてきました。これまで人前で一度も見せたことのない涙です。

Aさんの心理的要因とは何だったのでしょうか。確かに生活習慣病としてのAさんの糖尿病を考えるとき、workaholic に陥りやすい彼のパーソナリティーと、その結果生じる喫煙、飲酒、運動不足、ストレスなどが深く関わっていたのでしょう。これらのことはセルフケアの方

向にAさんの治療を進めるときに重要なポイントになります。しかし、Aさんの初診で最も大切だったことは、私が彼の心理を理解し、隠された依存性を受けとめたことにあったと思うのです。

八．服薬コンプライアンスの背景には

コンプライアンスとその意味

コンプライアンスとは、一般的に薬を医師の指示どおりに服薬することをいい、遵守しない場合をノンコンプライアンスと呼んでいます。

自覚症状のない場合に、コンプライアンスが悪くなるのは当然です。そのため、自覚症状のない予防的な服薬管理の時期では、30〜40％の患者が指示を守っていないといわれています。

高血圧や糖尿病のように、生涯にわたって服薬管理が必要な場合には、初期の段階で50％がノンコンプライアンスであり、年月とともにその割合は増加するとさえいわれています。だから、慢性疾患患者の初診の診察の際には、服薬行動を詳しく聞いておく必要があるのです。

一つの行動に問題がある患者では、受診行動、食行動・食習慣、喫煙行動といったほかの行動にも問題のある場合が多いようです。複数の問題行動が互いに関わり合いつつ、病気の発症や経過に深く影響を及ぼしていることも理解しておく必要があります。

潰瘍患者Aさんの服薬行動

Aさんは35歳の男性で、ある大手企業の営業マンです。24歳のときに現在の会社に入社したころから、11年間にわたって毎年2回の再発を繰り返していた患者です。内視鏡検査で胃角部にH_2 stageの潰瘍を認めましたが、*H. pylori*（ヘリコバクターピロリ）抗体は陰性でした。服薬コンプライアンスについて詳しく聞いてみたところ、Aさんは症状が消失すれば潰瘍は治癒したものと誤った認知をしていたため、心窩部痛が消失すると服薬を自己判断で中止していたことが分かりました。

「薬の飲み方について、これまで診てもらっていた先生に、どのような説明を受けましたか」とAさんに尋ねてみたところ、前医からはほとんど説明を受けていないことが分かりました。ノンコンプライアンスが、Aさんの再発の重要な原因の一つであると私は考えました。

潰瘍患者のコンプライアンス

潰瘍症からの離脱を目指すことが、心療内科医である私たちの役目です。そのために、服薬や生活習慣の自己管理、言いかえれば「セルフケア」の考えを治療の中心に置くことが大切です。「セルフケア」は、患者自身が治療の主役であり、われわれ医療スタッフは脇役であるといった考え方です。患者自身が自分のかかりつけの主治医になるということでしょうか。抗潰瘍薬の長期維持療法も、このような考えのなかで位置づける必要があるわけです。

H_2ブロッカーなどの優れた抗潰瘍薬の出現は、潰瘍の症状の消失や治癒には絶大な効果をあ

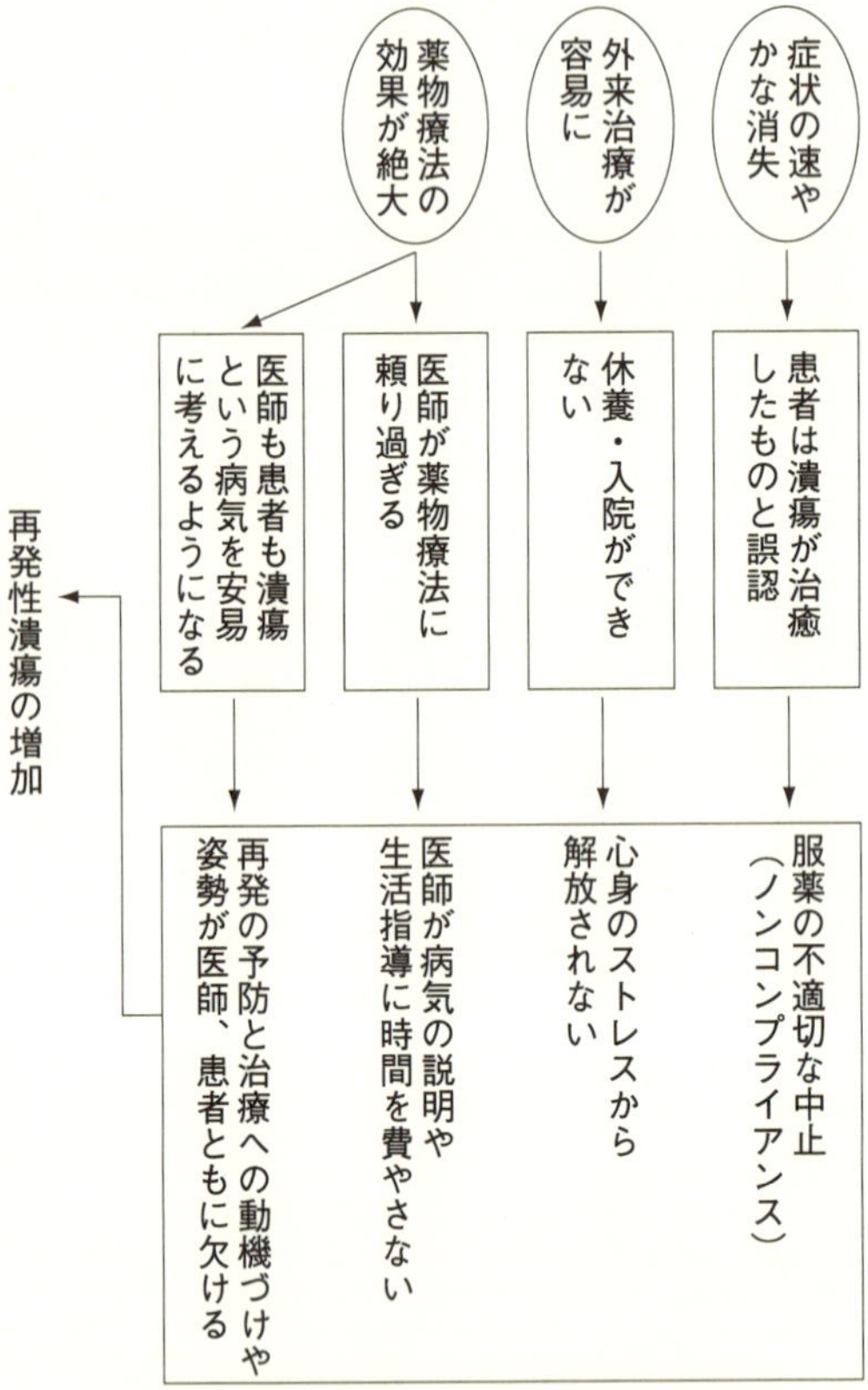

図 3　抗潰瘍薬の進歩に伴う問題

げましたが、再発に対しては図3のように逆効果になっているのではないでしょうか。

服薬指導の方法は

初診でしたが、Aさんには絶食で受診するよう伝えていたため、胃内視鏡検査をすることにしました。私は内視鏡検査をしつつ、Aさんにティーチングスコープで彼の胃の中を見せながら、

「今は症状がありますか？」

と尋ねたところ、Aさんはまったく症状がないと首を振りました。

「Aさん、ほらこれが潰瘍ですよ。痛みがなくっても、傷が残っているでしょう。症状がなくなっても薬を飲まないといけないのが分かりますよね。潰瘍そのものが痛みや症状の原因であるとは限らないのですよ」と言って、検査の終わった後に、潰瘍の症状の起こる原因や、潰瘍が治癒したかどうかは内視鏡で判定しないと分からないこと、白色瘢痕（white scar）になるまで薬を飲まないといけないこと、瘢痕になって一年目までに再発しやすいため、その後一年間は維持療法を続けねばならない必要性について説明しました。その期間を過ぎると再発しにくくなることについても話しました。

私はよく自分の腕を見せて、赤色瘢痕（red scar）と白色瘢痕の違いを患者に説明します。

「Aさん、ほら、何年も前の僕の腕の傷跡、かたくなって健康な皮膚よりうんと強くなっているでしょう。このような傷跡が白色瘢痕なんですよ。皮膚をなにかで切ったあとにピンク色の薄皮が張りますよね。こんなとき指で少し掻いたりすると、直ぐ皮が破けて血が滲むでしょう。この状態が赤色瘢痕と考えてくださいね。この時期に症状はありませんが、薬を止めてはいけない理由が分かりますよね」

Aさんは納得し、何度もうなずいてくれました。また、定期的に内視鏡を受けなければならない理由も理解してもらえました。

再発に関わっているほかの行動は

初診はここまでにして、抗潰瘍薬を処方しました。そのかわりに、毎日のスケジュール表(ライフスケジュールのセルフモニタリング)を作成する相談をしました。次回の診察までに一日の1時間毎の行動・習慣と喫煙(Aさんは一日60本のヘビースモーカーです。どのような時間、場所、行動、気分のときに多く喫煙しているか)を記録し、潰瘍の再発に関係する要因を、毎日の生活の中で考えてくるよう宿題を出したのです。

4週後にAさんが来院しました。ライフスケジュール表を二人で見ながら、検討しました。その結果、まずAさんの食生活に問題のあることが分かりました。Aさんの食生活は朝食ぬきで、夜10時以降の帰宅が頻回にあるため夕食が夜の11時ごろになってしまうのです。Aさんは、「今まで、これが当たり前の食生活だと思っていました。こうして記録してみると、なんて不健康な生活をしてきたんでしょう。一家団欒の食事の機会がほとんどなかった。家族とのコミュニケーションがうまくいかないのは当然ですよね。どうしてこんなことに気がつかなかったのでしょう」としみじみと話しました。

動物実験でも空腹の時間が長いと潰瘍（びらん）が起こりやすいのです。

また、タバコの本数が職場で多く、出張中には少なくなることが分かったのですが、驚いたことに自宅にいるときにも増えていることが分かったのです。Aさん自身も初めてこのことに気づき大変驚いたようでした。

まだまだAさんの行動や習慣に問題があり、潰瘍の再発に関係していることが分かってきました。最初にお話ししましたように、一つの行動に問題があると、それに関連して多くの行動・習慣に問題があることが明らかになってきます。

さて、どのような問題行動があり、その行動にAさんのパーソナリティーといった心理的要因が反映されているのでしょう。そのような点をAさんが気づくのにどのような方法があるのでしょう。

この続きは、次章で述べてみたいと思います。

九．一つの習慣を変えることは

再発性潰瘍の患者Aさんについて、前章に引き続いてお話します。

セルフモニタリング

行動や習慣を変える治療法に**行動医学**があります。行動医学とは、行動科学と身体医学の統合をはかる学際的分野で、具体的かつ観察可能な行動に焦点をおき、より健康な行動様式への修正をはかろうとするものです。目に見え、患者にも医師にも客観的に評価可能な行動や習慣に焦点を当てるわけです。

例えば、潰瘍の場合には「発症・再発に関わっている問題行動（習慣や行動様式）はなにか」、「その問題行動を強化している因子はなにか」、「発症・再発に最も関係している問題行動は」、「再発を防ぐために、患者が最も取り組みやすく変容可能な行動はなにか」といった行動分析を患者とともに行います。その基礎になるのが、前章でお話した**セルフモニタリング**です。

Aさんと相談し、「毎日美味しく朝食をとる習慣をつくる」ことを治療の目標にしました。毎日1時間毎のスケジュールをモニタリングしてもらい、次回の診察日までの4週間に朝食を美味しくとれた日とそうでない日に焦点を当て、自己観察と自己評価をしてもらうことにしました。美味しく食べられた前日とその日のライフスケジュールを比較してもらうのです。また、スケジュール表に仕事の内容や数値で疲労度も記入するよう提案し、その日に起きた内面の変化は日記に記録してもらいました。

一つの行動を変えようと思うと

4週間後にAさんがモニタリング表と日記を持って来院しました。

「Aさん、この4週間で、どのようなことに気づきましたか」

と尋ねてみました。Aさんは4週間の内、10日間朝食をとることができたのです。

「美味しく朝食を食べようとすると、夕食の時間を早くしないと食べれない。早く夕食をとろうと思うと、早く帰宅しないとだめだし、そのためには残業をしなくてもよいように仕事を要領よくしなければならない。結局、一日のスケジュールをすべて変えないと難しいということが分かり驚いています」

「でも美味しく朝食を食べた日やその前日は、ゆったりとした気分でいられて、仕事もはかどっていましたね。それと、子どもたちと久々に遊んでやれる時間がもてました。私には大発見でした」

「辛かったことはどんなことでした」

「早く退社しなければならないので、上司や同僚の視線がとても気になり、それは大変な勇気がいりました」

価値観の変化

このように、診察日にモニタリング表を中心に、毎日美味しく朝食をとれるよう実行可能にするための行動分析と修正可能な戦略をテーマに面接を続け、ついにAさんは、不規則な生活習慣を毎日朝食をとれるような健康なライフスタイルへ変えることに成功しました。

たった一つの生活習慣を変えるのに、仕事の仕方、休日の過ごし方、一年間の余暇の使い方、そしてAさんの人生に対する価値観や考え方（思考パターン）まで変容させる必要があったのです。仕事人間だったAさんは、家族や仕事を離れた人との交流の大切さに気づき、仕事以外の豊かな世界を体験し始めたのです。

潰瘍の心身医学的治療の意味は、実はこのような点にあるわけです。

診察室でのハプニング

患者の行動を変化させるには、患者理解が大切です。私の外来は予約制になっていますが、手違いにより、ある日Aさんの予約が漏れていました。私がたまたま席を外し待合室に行ったとき、彼が座っていました。そのとき、Aさんが3時間近くじっと待っていたことが分かったのです。私はAさんを直ぐに診察室に案内し、丁寧に詫びました。ところが、ニコニコしながら、まったく腹を立てていないAさんの様子に私は驚きました。私はAさんに、「ずい分、お腹立ちでしょう」と尋ねました。

「いいえ、そんなこと決してありません。誰にでも間違いはありますから」

とAさんは逆に慰めてくれました。私は不思議に思い、

「会社でも、今日のように、どのような時にもにこやかにされているのですか」

と尋ねたところ、

「いつもそうです。家内にも、あなたは家でも外でも変わらないわね、とよく言われます」

Aさんの話を聞いているうちに、次のようなことが分かってきました。

Aさんは、三人兄弟の長男として厳格な両親に育てられ、とくに父親は厳しく、Aさんは父親にはまったく反抗したことがないと言います。物心ついたころより、母親にも甘えた記憶がまったくなかったようです。Aさんは「よい子」として両親に過剰適応（over-adaptation）

することで両親の愛情を獲得しようと努め、その結果、人間関係での基本的なパターンが形成されていったものと思われます。

Aさんは、職場でも感情を抑え、仕事も頼まれれば断れずに引き受けてしまい、その結果、心身の過労やストレスを蓄積していったものと思われます。Aさんのストレスのただ一つの解消手段は喫煙だったようです。

毎年春と秋の潰瘍の再発は、ちょうど会社の決算期にあたるストレスの多い時期でした。Aさんは営業成績が悪いと、父親に叱られた時と同じように、会社に対して申し訳ないといった罪悪感が蘇ると話してくれました。両親との同居も当然のことながら緊張をもたらし、自宅もAさんのくつろげる場所ではなかったようです。だから、自宅でも煙草の本数が増えていたのです。

Aさんの価値観や考え方が変わっていくのは、このようなことに気づき始めてからでした。初診後6年が経過しましたが、現在、drug free で一度も潰瘍は再発していません。もちろんAさんは禁煙にも成功しました。潰瘍症から脱することができたのです。

潰瘍の発症・再発因子

図4は、潰瘍の発症因子について、内視鏡前に潰瘍か否かを判断できないかどうか多変量解

析により検討したものです。潰瘍になりやすい素因を表すといわれる血中ペプシノーゲンIが発症に最も関係しているのは当然ですが、喫煙、ストレス対処行動、食事の速さなど行動医学的要因が、*H. pylori* 抗体価とともに深く関わっています。再発因子について同様に検討すると、食習慣と喫煙が最も重要な要因であることが分かりました。

見えるものから見えないものへ

服薬行動や食行動といった見えるものは、患者のパーソナリティーや生育史などの見えないものに深く関わっています。見えるものから出発して見えないものに辿り着く。このようなプロセスこそ、**生活習慣病**の治療のキーポイントなのです。

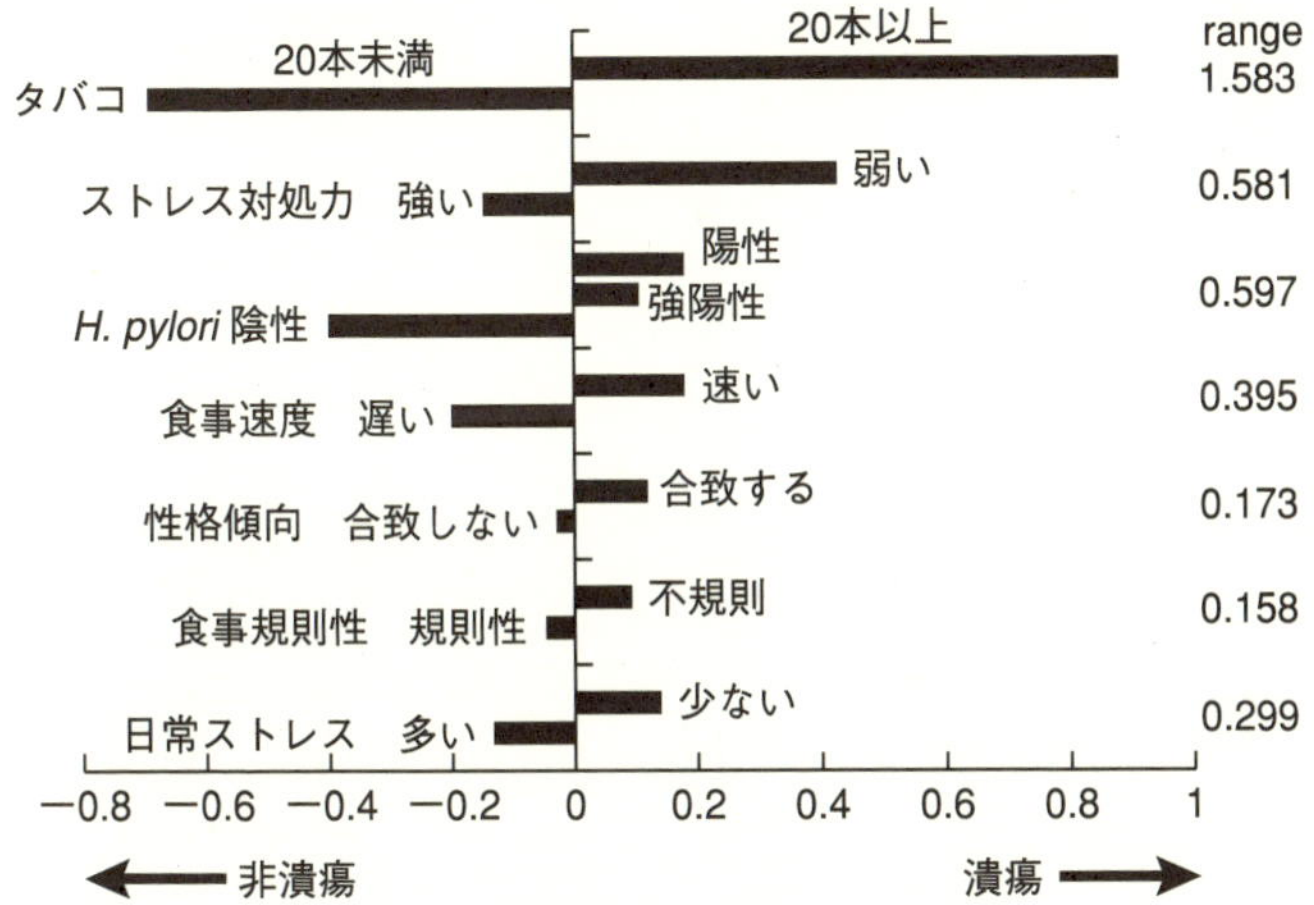

図 4　潰瘍群と非潰瘍群の比較[1)]

文献

1)中井吉英ほか：胃十二指腸潰瘍の再発について。行動医学的観点よりみた病態と疫学に関する研究、厚生省精神神経疾患委託研究「心身症の臨床病態と疫学に関する研究」、平成7年度研究成果報告書、pp93-98.

一〇．不定愁訴の患者に出会ったときに

「不定愁訴」とはなにか

「不定愁訴」は、医師の都合で用いられている言葉です。患者は、「私は不定愁訴です」と言って来院するわけではありません。私は、不定愁訴の患者を身体と心の生の声で訴えている人たちだと考えています。だから「不定愁訴」で来院した患者に会うと、私はほっとするのです。

それでは「不定愁訴」とはなにか。私はつぎのように考えています。①診断がつかない。②検査で異常がない。③訴えが多彩である。④訴え方がくどい。⑤訴えが奇妙である。⑥訴えがneurotic である。

①～⑥について考えてみることにします。①の場合、医師の診断技術の未熟さや診断の難しい疾患の存在を考えておかねばなりません。②も①と同じことがいえますが、「検査で異常がない」は、器質的疾患が否定されたに過ぎないのです。私たちは除外診断の技法しか、学生時代にも医師になってからも教えられていません。そのため機能的疾患の診断技法を身につけて

いない医師が多いのです。

③について、私たちは主訴を医学的な言葉に置き換えるように教えられてきました。例えば「心窩部痛」です。カルテの主訴を記入する欄には epigastralgia と書くでしょう。それよりも「みぞおちがしくしく痛んで夜も眠れない」と書いた方が、患者の苦痛や痛みの原因をよく反映しています。「みぞおちがしくしく痛んで夜も眠れず、そのため会社に行くのも辛い」とすれば、より一層、患者の苦しんでいる状態が分かります。

各科を回ってきた患者のカルテを、全部取りよせたことがあります。各科によって、それぞれ主訴が違うのです。また、私は大学病院や関連病院で、心療内科とは別に、内科の初診と再来を7〜8年担当してきました。その時、初診の患者に以前お話ししましたＫＭＩ（九大健康調査票）を一年間ほど記入してもらいました。ＫＭＩには精神症状、身体症状などが網羅されています。患者たちが、いかに多くの症状をもっているかがその時に分かりました。心筋梗塞や急性胃炎、急性感染症など急性疾患の患者は別として、慢性疾患の患者は、その疾患由来の症状以外にいかに多くの症状を抱えていることか。

それから、自律神経失調が病態として存在していたり、⑥のように neurotic な患者が病気になると多彩になります。④のように訴えがくどいときには、患者自身のパーソナリティーのためであったり、過去のこじれた医師患者関係が考えられます。また、くどいからといって患者にnegativeな感情を抱いてしまうと、不定愁訴患者になってしまいます。医師側のパーソナリティーや対応の仕方に問題がある場合も随分あると思います。精神分析でいう「転移」の問題です。この点については改めて述べることにします。

⑤のように奇妙な訴えの場合、確かに精神科領域の疾患であるセネストパチー（体感異常症）を考えておく必要があります。しかし、高齢者やわずかにＩＱの低い患者（なかなか分かりません）、患者の表現力などによって、器質的疾患に基づく症状でも、信じられないような訴えであることがあります。

「真っ白いキャンバス」に絵を描く

確かに、神経症やうつ病の患者が身体症状を主訴として来院しますと、不定愁訴になることが多いのですが、初診ではそれにとらわれるとお終いです。私は心因性疼痛や不定愁訴として紹介された患者の中に、15例の膵がんの患者を見つけています。心療内科の初診では、身体か心の一方に偏らずneutralに、「真っ白いキャンバス」に絵を描く心境で診察します。心療内科的診断技法によって、不定愁訴の病態や診断は必ず明らかになると私は確信しています。

患者には、十分受け入れられる方法と言葉でその病態を伝えます。そうすることが不定愁訴の患者を受けとめ、信頼関係を生み出すコツのように思います。つぎに症例を通してお話しましょう。

全身の痛みを訴える患者

開業されている精神科医より紹介された19歳の男性患者です。紹介していただいた先生は、私の最も尊敬する精神科医の一人です。いつも的確な症例を心療内科に紹介していただきます。

症例を仮にAさんとします。Aさんは数年前より原因不明の全身のピリピリした痛みを訴えています。皮膚には異常所見を認めません。数年前の冬より、寒いところから暖かいところに移った時、辛いものを食べた時、緊張した時などに痛みが起こります。痛みは夏になると軽くなり、冬になると強くなるようです。痛みが強い時には粟粒状の発疹が現れるそうです。私は症状より、すぐにコリン性蕁麻疹を疑いました。これまで同様のコリン性蕁麻疹の患者を2回経験していたことが幸いしました。

患者に院内で汗をかく寸前まで軽い運動をさせたところ、見事に痛みとともに蕁麻疹が出現しました。皮膚の所見は、体幹から膝にかけて、粟粒大の周囲に紅暈を伴った丘疹状の膨疹です。皮膚科医に診てもらったところ、やはりコリン性蕁麻疹でした。

ところが、Aさんはそのほかにも動悸やふらつきなど多彩な症状を訴えました。よく聞いてみますと、中学三年生ころから急激に起こる動悸や息苦しさがあり、発作の時の症状を聞きますと、「心臓が下にひっぱられ、血が滴るよう」といった奇妙な訴えです。いくつかの循環器科を受診し、心電図や心エコー、ホルター心電図などにより精査を受けましたが異常なく、「神経的なもの」と説明を受けたようです。また、ある精神科でパニック障害と診断され治療を受けていたことが分かりました。そのため不登校となり、就職もできず家に閉じこもった生活が続いていたのです。

器質的疾患の存在を疑う

発作の誘因が、運動、大きく深呼吸した時、勢いよく横になった時などであること、発作が数秒から数分しか続かないこと、発作時の脈拍数が150／分を超えるらしいこと、服用していた抗不安薬の効果が少ないことなどより、私はパニック障害の診断に疑問を抱きました。また、過去のホルター心電図は、発作が起こっていない時の検査であることも確認しました。

Aさんは、発作に対する不安のため運動を制限していたのです。このことがコリン性蕁麻疹の経過に大変影響していると推測しました。Aさんにそのことを話し、彼の自宅に近い私たちのスタッフが出向している関連病院の心療内科を紹介し、入院の上、精査をしてもらうことにしました。

入院中、主治医の心療内科医と循環器科医が協力し、ホルター心電図をつけながら発作を再現させたところ、発作時に現れたのは、心拍数が180〜250／分のVT（心室頻脈）様の波型であることが分かったのです。循環器科でカテーテルアブレーションを行うことになり、その結果、潜在性WPW症候群であることが判明しました。

Aさんの治療のポイントは

Aさんは治療後、運動しても発作が起こらないことが分かると、積極的に身体を動かし始め、汗をかくことによりコリン性蕁麻疹が軽快することに気づいたのです。運動に対する極端な不安を取り除くことが、Aさんの治療のポイントです。ホルター心電図を装着して運動負荷を行い、心電図に異常がないことをAさん自身が確認し、そのことで長年の不安が解消されました。その結果、運動により汗をかくことでコリン性蕁麻疹も軽快していったのです。

Aさんはなぜ不定愁訴になったか

神経質で緊張の強いAさんのパーソナリティー、過去に不登校があり仕事もできず家に閉じこもったままといった状況、奇妙な訴え方、いくつかの循環器専門病院で異常がなかったことより、不定愁訴患者ととらえられたり、パニック障害といった診断がつけられて当然でした。

しかし、紹介していただいた精神科医が「なにかおかしい。心療内科で心身両面からアプローチしてもらった方がよい」と判断されたことが素晴らしかったと思います。この様に不定愁訴の患者に出会った時は、最初にお話ししたように、身体と心のどちらにも偏らず、「無の境地」で心身両面から診察することが大切です。

最後に、Aさんは現在彼が希望していた仕事に就き、元気で働いていることをお伝えしておきます。

二．腸管ガスペイン

不思議な痛み

ときどき不思議な痛みを訴える患者に出会うことがあります。最近経験した76歳の女性Aさんもその一人です。「子宮口がしみるように痛む」が主訴で、その痛みは半年ほど続いています。座ると痛みが強くなるため、診察も立ったままにして欲しいとAさんは希望しました。やむを得ず、ベッドに寝てもらい、ベッドサイドで問診と診察をすることにしました。痛みが続いているのに、それでもAさんは明るく元気そうな感じを受けます。

一年半ほど前に膀胱炎に罹患したのがきっかけです。半年まえより上述の痛みが始まりました。ある病院の泌尿器科、婦人科で精査を受けましたが異常なく、心療内科を紹介されました。

診察で分かったこと

このような痛みの訴えに初めて出会うので、とりあえずひと通り診察をすることにしました。

腹部の診察を行ったところ、つぎのような所見を認めました。

○腸雑音の亢進

○回盲部~上行結腸、回腸にかけて、打診で tympanitic

○触診で回盲部~上行結腸に腸索を触れる

とくに回盲部の圧痛が著明で、患者に痛みを感じる部位を聞きますと、「先生、その痛みです。いつも痛む場所と同じです」とAさんは驚いた様子でした。

問診で分かったこと

診察をしながら問診を続けました。

痛みは座位で増強し、冷たいものを飲んだり食べたりすると強くなります。夜間もしばしば痛みで目が覚めるようです。また、排便や排ガスによって痛みは軽くなるようです。便通について尋ねると、2~3日に一度で兎糞状の硬い便です。そのため刺激性下剤を常用しています。常用量では排便できず、下剤の量も増えていることが分かりました。しかし下血は認められません。腹部の所見と問診から、spastic constipation による colon gas pain を考えました。

「冷たいものを飲んだり食べたりすると強くなる」は胃結腸反射の亢進した状態、「排便や排ガスによって痛みは軽くなる」はgas painが疑われます。「2〜3日に一度で兎糞状の硬い便」は痙攣性便秘が考えられます。この年齢の人には弛緩性便秘が多いのですが、痙攣性便秘の場合に刺激性の下剤を服用しますと、ますます痛みは増強するはずです。

面接で分かったこと

インテーク面接の用紙に、一年半前に夫が病気で急死していることが記載されています。

「Aさんのご主人は、どんな人だったのですか」

「あんなに優しい夫《ひと》はいません。もう一度生まれかわっても、あの人と結婚したい。一緒に死ねていたらと今でも思っています」

Aさんはしみじみと語りました。

「夫が死んだあと、一人暮らしになるので、娘の近くに移ったんです。その準備に半年ほどかかり、それは慌ただしいことでした。新居に移り、ほっとしたころに膀胱炎にかかり、その後、今のような痛みが起こり始めたのです」

そのころからまた、食欲不振や倦怠感、体重減少、便通異常が始まっています。また、ゆううつ感や意欲などの低下がみられ、軽いうつ状態が始まっていたようです。きっとAさんは最愛の夫をなくしたあとの「喪の作業」が済んでいなかったのです。最愛の夫の死を嘆き悲しみ、受け入れていく「時」がなかったのかもしれません。あるいは転居の忙しさと痛みに逃れていたのかもしれません。悲哀と憂愁が彼女の内面を満たし、明るく元気に振る舞うことで耐えようとしていたと思うのです。

高齢者のうつ状態は、壮年期の患者のように抑制症状は強くなく、身体症状を強く訴えたり症状にとらわれ、心気的傾向がしばしば強くなります。高齢者のうつ状態で最も多い主訴は疼痛だといわれています。また、高齢者の過敏性腸症候群（ＩＢＳ）の便秘型は腸管ガスペインを伴いやすく、疼痛も頑固で痛みの部位も多彩です。Ａさんは娘時代にもＩＢＳ便秘型と思われる症状がありました。ＩＢＳとうつ状態はしばしば合併します。

腸管ガスペインの疼痛部位

Ａさんの痛みを考える前に、腸管ガスペインについて述べてみたいと思います。

Swarbrichらは48例のＩＢＳ患者と18例の対照群に、先端にバルーンを取りつけた大腸ファイバースコープを大腸の各部位に挿入し、疼痛を感じる部位、疼痛の再現部位とその程度について報告しています。

図5のように疼痛の分布部位が、対照群に比べて広範囲です。また、腹部以外の部位に疼痛

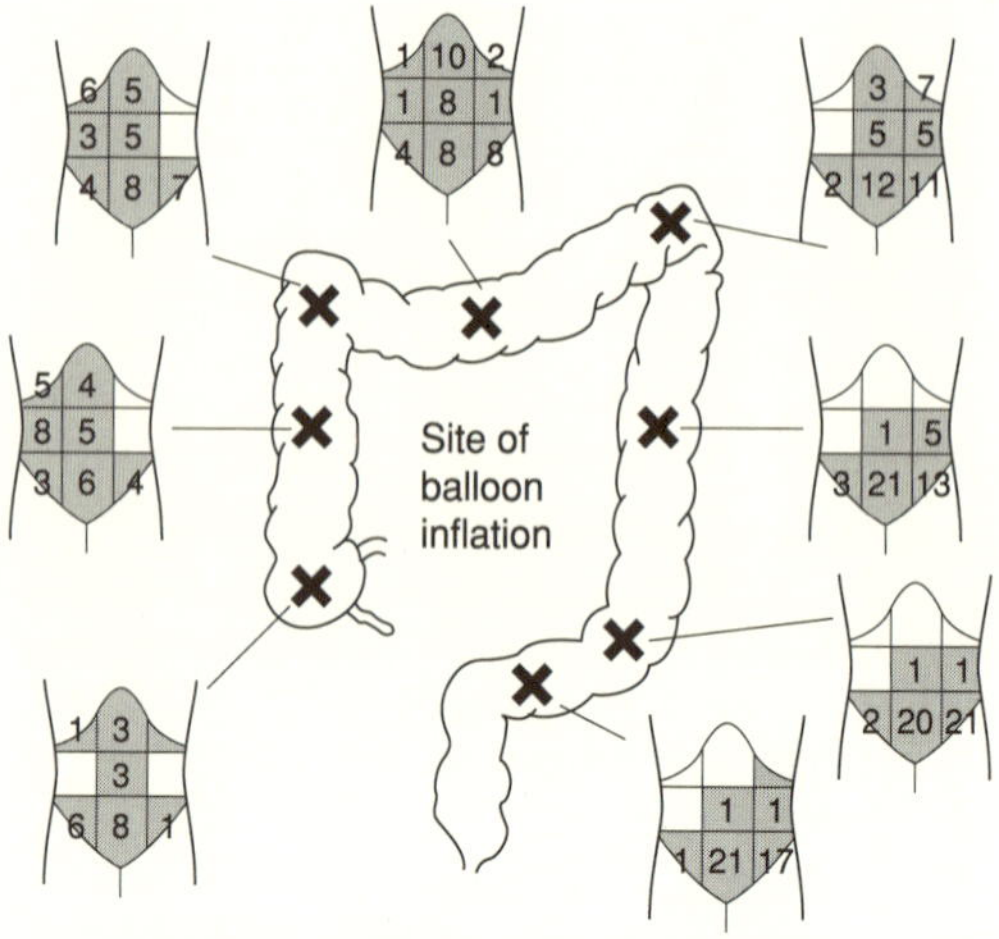

図 5　腹痛を伴う IBS 患者 48 例に、大腸ファイバースコープの先端に取り付けられたバルーンを膨らませて引き起こされた際の腹痛の分布[1)]

表 1　48 例の IBS 患者について腸管内でバルーンを膨らませた際に腹部以外に疼痛が出現する部位[1)]

Site of referred pain	Sites of balloon inflation causing referred pain							
	Caecum	Ascending colon	Hepatic flexure	Transverse colon	Splenic flexure	Descending colon	Descending sigmoid junction	Sigmoid colon
Lumber spine (4)		1	2			2	1	1
R Sacroiliac region (1)	1							
R loin (2)		1	1		1	1	1	
R lower ribs (3)		1	2		1	1		
R shoulder (1)			1					
L loin (7)	2		1	1	5	4	3	2
L Sacroiliac region (6)					2	2	2	2
L thigh (3)				2	1	1		1
Perineum (9)			1	1	2	2	5	8

を感じる部位は**表1**のように多いのです。会陰部、大腿部、仙骨部、腰部などにしばしば痛みを訴えるのがガスペインの特徴です。整形外科から紹介される慢性腰痛患者の診察の際には、ガスペインによる疼痛を考えておく必要があります。また、肝彎曲部や脾彎曲部のガスペインは、前胸部や左右の肩に痛みを感じます。Aさんの場合は会陰部の痛みと思います。

Aさんの治療

回盲部を触診し、Aさんが痛みを感じている部位に痛みを再現でき、彼女に疼痛の原因をうまく伝えられたことが診断と治療のポイントでした。それから少量の四環系抗うつ剤（三環系は抗コリン作用が強いため）と消化管運動機能改善剤、酸化マグネシウムを処方しました。消化管の検査を行う予定です。

痛みの改善を待って、Aさんの「喪の作業」を手伝おうと考えています。

文献

1）Swarbrich ET, et al：Lancet August 30：443-446, 1980.

二、診察について（その一）

心療内科の初診で最も重要なのが診察です。「心療内科も診察をするの？」「カウンセリングだけじゃないの？」「診察しても形通りじゃないの」と言われることがあります。私は診察が最も大切だと考えています。

これまで症例を通して、診察の様子をお話してきました。ここからは、心療内科における初診の診察のプロセスやその意味について、まとめてお話していきたいと思います。

心療内科初診での診察の意味

身体症状が主訴であったり、身体疾患で受診するのが心療内科の患者です。患者は身体的な苦痛があるのに心理的要因の関与を指摘されていることが多く、不満を抱いている場合がしばしばです。私は患者の最も苦痛な身体症状から入ります。「身体から入り心に至る」わけです。身体もしっかり診てもらっているという満足感と安心感が患者の中に育まれます。「こんなに丁寧に診察をしてもらったのは初めてです」と感謝されることもあります。

「身体と心を分けずに診る内科医」、「心身相関の病態を診る内科医」といった印象を患者にもってもらうためにも、診察は重要です。診察のプロセスや意味について、**図6**にまとめてみました。

先ず、問診やインテーク面接の情報より、症状の背景となる心身相関の病態を組み立て、診察によって検証していきます。診察の手順は内科と同じです。重大な器質的疾患を除外しながら、機能的疾患や機能的病態を明らかにしていきます。次に、器質的、機能的、心理的要因の関係性を検討します。心身相関の病態を診断して

問診・インテーク面接より心身相関の病態を組み立てる

↓

診察により検証する

↓

重大な器質的疾患を除外する

↓

機能的疾患・機能異常の病態を評価する

↓

器質的・機能的・心理的要因の関係性を検討する

↓

症状を再現させる工夫をする

↓

心身相関の病態を患者にフィードバックし気づきを促進させる

↓

治療に対する動機づけ

↓

治療関係を確立する

↓

診断のプロセス＝治療

図 6　心療内科初診の診察のプロセスとその意味

いくわけです。

最も大切なのは、症状を再現させ、医師と患者の両者に了解可能な指標を見つける工夫です。この点については、これまでの症例でお話してきました。初診時に症状を再現させることで容易に病態を患者にフィードバックすることができ、心身両面からの治療に対する動機づけ（モチベーション）が可能になります。

診察のもう一つの意味

心療内科での診察のもう一つの意味は治療関係を確立することにあります。診察をしながら五感のすべてを集中し、話しかけ、語りかけ、そして傾聴（listen）を心がけます。その際に、簡易精神療法（brief psycho-therapy）の技法が役に立ちます。簡易精神療法はすべての心理療法の基本になるもので、保証、説得、再教育、受容、共感などの支持的要素が中心です。簡易精神療法はまた、すべての臨床医が素養として身につけておくべきだと思います。診察をしつつ患者を知り、理解し、共感できるまでに至ったなら、すでに初診で治療は集結しつつあります。その意味において、診断のプロセスは治療のプロセスでもあるわけです。簡易精神療法については章を追ってお話したいと思います。

次に、具体的な診察についてお話します。

緊張度とストレス度を評価する

脈診の際に、患者の手掌を触ります。発汗の程度によって患者の緊張度が分かります。甲状腺機能亢進症などが否定された場合の手の振戦も、緊張度やneuroticかどうかの目安になります。この様なとき、「Aさん、今は緊張していますか?」と問いかけてみます。

「いいえ、緊張などしていません」

と患者が答えたとき（身体面に現れている緊張度とのギャップ）、Aさんはストレスや慢性的な緊張に気づいていない（内的な感情への気づきに乏しい）と考えられます。

消化性潰瘍、高血圧症、糖尿病、冠動脈疾患などの生活習慣病といわれる心身症の患者は、本人が受けているストレスに気づいていない場合がしばしばです。この様なとき、患者の両肩を思い切り摘みます。痛みのために患者が飛び上がったとき、

「Aさんには大変な心身のストレスが加わっているのですね。こんなに肩の筋肉が緊張している」と話しかけますと、

「え!本当ですか」とたいていの患者は驚きます。このようなことをきっかけにして、勤務時間、仕事のしかた、職場での人間関係などを聞いていきます。肩だけでなく頸部筋群も押さえたり摘んだりしていきます。慢性頭痛の中でもTension type headacheの患者には、頸部から頭部筋群にかけて圧迫し痛みを再現させながら、

「Aさんの痛む場所はここじゃありませんか。この痛みはなんの痛みだと思います?」

と話しかけながら診察を続けます。咽喉頭部の異常感を訴える患者には、前頸部と胸鎖乳突筋部を摘み、痛みを再現させます。

「どこに違和感を感じますか?」

「不思議、いつもと同じところですわ。先生、そこはいったいどこなのですか」

「首の筋肉ですよ。こんなに凝っているのですね。肩凝りのときには肩に違和感を感じるでしょう。首凝りは、あなたが感じている部位に違和感を感じるのですよ。あなたが長年苦しんでいた症状は首凝りなのかも知れませんね」

と説明しますと、患者は納得し症状にとらわれなくなってしまいます。症状の病態が明らかになると、患者は安心し症状を受け入れられます。心理面から入ると、

「Aさんは、症状にとらわれて注意が首に集中し、気持ちがそこに固着してしまっているために違和感がとれないのですね」

ということになります。心から入るのはなかなか難しいものです。

このように、いろいろな工夫をして症状を再現し病態を患者にフィードバックしていきます。

自律神経機能異常の評価

心身相関の病態の基本である自律神経系、内分泌系、免疫系の機能的な異常をチェックします。とくに自律神経系の異常（自律神経失調の病態）は診察で推測が可能です。私は**表2**のような順序で大まかに診察していきます。その結果を患者に説明したり、症状を再現させて血圧や脈拍などの生理的指標の変化を患者にフィードバックしながら説明することにしています。

表 2　診察における自律神経機能異常の所見のとりかた

○深呼吸時の不整脈、呼気時の徐脈
○瞳孔の大きさ
○鳥肌現象
○アッシュネル試験
○皮膚紋画症
○シェロング試験
○３分間の過呼吸による血圧・脈拍の変動

＊以上の所見を総合して自律神経機能異常の存在を推測する。

一三、診察について（その二）

自律神経機能異常のみかた

前章では自律神経機能異常の評価を理学的所見でチェックするところまでお話しました。診察中に機能異常を評価しつつ、問診における症状との関連について考えつつ診察を続けて行きます。

⑴脈診

脈診の時には必ず深呼吸をしてもらい、呼気時に明らかな徐脈（正常でも呼気時には多少とも脈拍数が減ずる）や、不整脈を認められれば自律神経機能異常を疑います。

また、座位から立位で脈拍数が増える場合も自律神経機能異常を疑い、診察の終わりにSchellong 試験を行います。

⑵瞳孔

瞳孔の大きさも参考になります。診察室の一定の明るさに比して、瞳孔が散大あるいは収縮している場合です。

⑶Ashner反射

Ashner反射は1分間に10以上の徐脈が認められたり、脈拍が微弱になった場合も参考にしています。めまいが主訴の患者には立位でAshner試験を行い、症状を再現させることも可能です。最近はコンタクトレンズをしている人が多いので確認してから行います。その際、眼球を強く押さえすぎて損傷をきたさないよう中指をストッパーにし、患者の前額部に当てます。また、眼球を両方一度に押さえず片方を押さえてみて、安全を確かめてから両方の眼球を圧迫します。迷走神経反射の亢進している人では一過性の心停止、血圧の低下が起こり危険です。

⑷皮膚紋画症

皮膚紋画症（皮膚描記法）も血管運動不安定状態の現れの一つです。前胸部をハンマーの柄の先端部でこすって調べます。著明な赤色紋画が現れるとき（赤色皮膚紋画症）、血管運動不安定状態にあると考えられます。強い白色皮膚紋画（白色皮膚紋画症）が認められると、交感神経系の異常が考えられます。

⑸Schellong試験

安静臥床位と急速立位での血圧と脈拍を測定します。起立時に最高血圧で20㎜Hg以上下がるものを陽性とし、脈圧が16㎜Hg、心拍数が21／分以上増加したときも陽性とします。陽性の場合に、自律神経機能異常の存在が推測されます。

自律神経機能検査には血中ノルエピネフリン濃度の測定、心電図R－R間隔による検査、マイクロバイブレーション（MV）、アドレナリン試験、ピロカルピン試験などがありますが、いずれも初診で行うわけにはいきません。

⑹過呼吸刺激による血圧の変動

3分間の過呼吸により、人為的に呼吸性アルカローシスの状態にし脳幹部を刺激します（ゆさぶる）。この方法は過換気症候群の診断にも使います。しかし、自律神経機能異常の診断にも私は使います。めまいを主訴とした患者には、よくこの方法で症状を再現させ、そのときの血圧と脈拍の変動の有無を確認します。症状が再現すればしめたものです。症状の病態を患者にフィードバックすることができますから。しかし経験的に、前医から抗不安薬、自律神経調整薬を処方されている場合には、症状が再現しにくいことがあります。

ルーチンの理学的検査のときに

以上にお話したような自律神経機能のチェックをしながら診察を進めて行きます。とくに、患者の訴えている症状の部位の診察は念入りに行います。同時に器質的疾患の存在の発見にも努めます。

たとえば、胸痛を主訴として来院した患者には（心療内科に紹介される場合は、すでに前医で心電図や胸部レントゲン写真を撮ってあり異常がなかった場合が多いのですが）、問診により、どのような病態をもった疼痛かの予測を立て、ていねいに胸部の視診、打診、触診、聴診を進めます。

ていねいな診察により、患者は、「この先生は真剣に私の症状と苦痛に対応してくれている」といった安心感と信頼感を抱いてくれます。患者と医師という人間同士が向きあい声をかけ、手を触れ、肌と肌とを接していくといった診察のもつ意味をすごく大切にしています。ただ私は、こうした診察をセレモニーではなく、頭の中を白紙にし、器質的疾患の存在がないか全神経を集中して診察しているわけですが…。

ていねいに診察していると見落としが多々あるものです。たとえば、九州大学心療内科に消化器症状で入院した患者１１３４例のうち、**表3**のように58

表 3　重大な器質的疾患の存在が見落されていた場合[1)]

受診時診断名	確定診断名
心因性腹痛(13)	膵癌(7)、慢性膵炎(2)、胆石症(1)、尿路結石(1)、胃癌(1)、気管支瘻（胃切除後）(1)
神経痛、うつ状態(10)	胃癌(3)、肝脳疾患(2)、膵癌(1)、直腸癌(1)、胆石症(1)、食道アカラシア(1)、十二指腸憩室炎(1)
過敏性腸症候群(10)	潰瘍性大腸炎(5)、腸結核(1)、膵癌(1)、尿路結石(1)、子宮癌の直腸転移(1)、甲状腺機能亢進症(1)
神経性嘔吐(9)	食道アカラシア(4)、アミロイドーシス(2)、結腸癌(1)、脳腫瘍(1)、妊娠(1)
神経性食欲不振症(3)	松果体腫瘍(3)
腰痛症(2)	直腸癌(1)、肺癌（癌性腹膜炎）(1)
筋痛症(2)	胃潰瘍(1)、十二指腸潰瘍＋幽門狭窄(1)
更年期障害(1)	胃潰瘍＋子宮癌(1)
その他(4)	クローン病(2)、胆石症(1)、強皮症(1)

（下線は癌などの悪性腫瘍）

例、5・1%に重篤な疾患が見落とされていました。多くの症例は大病院で検査を受けていたにもかかわらずです。

器質的疾患の除外

消化性潰瘍や気管支喘息、高血圧症などはっきりとした心身症の場合は合併症の有無を検討すればよいのです。しかし、機能的疾患や不定愁訴の場合には、器質的疾患を除外する必要があります。過敏性腸症候群として受診した患者には、甲状腺機能亢進症を除外するため、頻脈の有無、皮膚の湿潤度、手指の振戦の有無、甲状腺の触診などに注意します。中年期の女性の不定愁訴に多いのが甲状腺機能低下症です。問診で「最近寒がりになっていないか」「髪の毛がよく抜けないか」などを聞いておきます。診察ではアキレス腱反射のもどり遅延がないかどうかを確認します。

最近、不定愁訴の患者で、ときどきビタミンB_1欠乏症（脚気）の患者に出会います。もちろん疑いがあれば食生活について問診しますが、膝蓋腱反射とともに腓腹筋の圧痛の有無を確認します。不定の神経症状の訴えや、自律神経症状がある場合には、糖尿病性の neuropathy を疑います。この様なとき、耳下腺の腫大の有無が参考になります。また警告うつ病のように、膵がんや大腸がんも不定愁訴で受診することがあります。

このように問診により患者の主訴に関連する器質的疾患が存在しないかどうかに合わせて、ルーチンの診察に詳しい診察をつけ加えます。

症状を再現させる工夫

慢性蕁麻疹で紹介されてきた若い男性患者Aさん。ある病院の厨房に就職し、入院食のための大量の魚を調理するとき、必ず蕁麻疹が現れ、かゆみのために辛い思いをしているとのことです。紹介医の皮膚科の先生は、厨房でよく調理する魚のエキスを用いてアレルゲンの検索をされたのですが、いずれも陰性のため、心理的要因の関与した慢性蕁麻疹ではないかと考えられ、心療内科を紹介されたわけです。

診察時に皮膚にはまったく異常所見を認めません。どのような方法で症状を再現させようかしばらく考え、催眠を試みてみることにしました。患者にはその旨を伝え、催眠下に厨房で調理している場面を暗示しました。幸い深催眠に導入でき、やがて、Aさんは両手を動かし調理している仕草を始めました。数分経過したところ、背中から胸にかけて点状の蕁麻疹が出現し、Aさんは上半身を掻きはじめました。

Aさんのように、うまく催眠に導入できればしめたものです。催眠が終わり、蕁麻疹がこの様なことで出現したことに驚いたAさんは、ようやく結婚問題による葛藤と、そのためエンジニアから現在の仕事に転職した理由について語り始めました。Aさんには小児喘息の既往があり、アレルギー素因が存在しています。情動とアレルギー反応の関係、蕁麻疹がなぜ心理的要因で起こるのか（心身相関）と、これからの治療方針について説明しました。Aさんは心理的要因が自分の病気に関係していることに納得し、治療に対する動機づけに、初診で成功したのです。

文献

1)中川哲也：Medical Practice, 5：1320–1322, 1988.

一四．診察について（その三）

これまで、とくに理学的所見についてお話しました。ここでは、症例を通して、もう少し具体的にお話しします。

ある慢性膵炎患者の病歴

患者は49歳の女性Aさんで、慢性膵炎確診例（膵石症）です。17年前に私が経験した症例です[1]。主訴は、左背部痛を伴う心窩部から左季肋部にかけての鈍痛と、下腹部の不快感ないし鈍痛で、頻回の下痢を伴います。消化器症状以外にも、不眠、頭痛、肩こりなどの愁訴があります。

Aさんは、昭和29年ごろより痛みを訴え始め、診断が確定するのにほぼ20年を要しています。また、上腹部痛と背部痛が始まったころから、下腹部痛と便通異常を自覚するようになったようです。昭和52年、某大学病院で膵石摘除術と膵管空腸吻合術を受けましたが、上腹部痛、下腹部痛、便通異常がかえって悪化しています。Aさんは、病気と症状に対する不安のため、膵石症の診断がついた昭和49年ごろより、タンパク食、脂肪食を極端に制限するようになり、私の外来を受診した時には、低栄養による貧血に陥っていました。また、外出すると腹痛と頻回の排便が起こるため、数年間、ほとんど外出をせず過ごして来ました。前医では鎮痛剤や消化酵素剤など10数種類の薬剤が処方されていました。

問診と面接により分かったこと

Aさんの最も苦痛と感じている症状は、上腹部よりも下腹部の不快感と鈍痛に伴う頻回の排便であることが分かりました。これらの症状は前医もAさんも、膵炎によるものと考えていたのは当然のことです。しかし、下腹部の症状は18歳ごろより始まっており、排便により腹痛が消失することから、恐らく過敏性腸症候群（以下IBS）に基づく症状ではないか、膵炎の症状とoverlapしていないかと考えました。

インテーク面接と問診を総合して、Aさんの心身相関の病態を考えてみました。診断がつきにくかったために、Aさんは、神経症的な状態に陥り、病気や症状に対する不安により極端な食餌制限と行動制限をするようになったものと思われます。Aさんの性格は、慢性膵炎の患者によくみられる、完全癖、几帳面、潔癖、徹底性などの強迫的性格でした[2)]。

Aさんは、それまで教師として熱心に仕事に取り組んでいたのですが、慢性膵炎の診断をきっかけに退職し、今度は症状に強迫的にとらわれるようになり、膵炎に対する恐怖から、徹底した食餌制限をするようになったようです。また、症状や病気にたいする不安は、もともと存在していた腸管の過敏性にも影響を及ぼし、ＩＢＳの症状が顕在化して膵炎の症状と over-lap したものを、すべて膵炎の症状であると誤った認知をしてしまったことが心身相関の病態の中心と考えました。

診察による検証

初診時、膵に沿って圧痛と叩打痛を認め、膵圧診点がすべて陽性でした。膵の所見以外にも、圧痛を伴うソーセージ様の横行結腸を触知し、下行結腸～S状結腸に強い圧痛とＩＢＳによくみられる臍部周辺の圧痛が認められました。腹部の診察により、慢性膵炎の所見は存在するが、ＩＢＳの所見も重複して存在することがわかり、問診で予測した病態が診察により検証されたわけです。

患者の誤った認知の修正

残念ながら長い病歴のため、初診でＡさんの不安を取り除き、誤った認知を言語レベルで修正することは困難でした。そのため短期間入院してもらうことにしました。初診で検証した心身相関の病態を患者にフィードバックしながら診断しつつ治療を行っていくわけです。

⑴検査所見によって

小腸透視、逆行性大腸透視では異常なく、PSテスト、PFD試験（いずれも、膵外分泌機能検査）は正常下限、75gOGTTは正常で、膵内外分泌機能は正常に保たれていることがわかりました。本症例の消化器症状は、慢性膵炎とIBSが重複した症状であると診断しました。器質的要因と機能的要因が重複し心理的要因が加わった病態ということになります。まず、以上の検査の結果をAさんに伝えました。

⑵ペインスコア表を記入させる

「痛みの弁別」を目標にしてペインスコア表を記入してもらい、Aさん自身に症状の自己観察、自己評価をさせ、膵由来とIBS由来の腹痛と便通異常を区別してもらいました。ペインスコア表には、上腹部痛と下腹部痛をグラフによって区別して記録することと、一日の排便回数も記入するようアドバイスしました。もちろん、服薬は一切中止です。

⑶病態のフィードバック

Aさんと数回にわたって面接し、症状を弁別し、不安を取り除くための戦略について話し合いました。その戦略は、①尿中アミラーゼとズダンⅢ染色による便中の脂肪滴の数を毎日測定し、Aさんにその結果をフィードバックする、②脂肪食を負荷して、症状とアミラーゼ、ズダンIII染色の結果との関連を観察するの2点です。

⑷治療的診断のねらいは

以上の戦略のねらいは、①食餌に対する誤った認知の修正、②食餌に対する不安の系統的脱感作、③膵由来とIBS由来の症状の弁別、④膵に適した食餌内容の理解、⑤退院後のAさんのセルフケア能力を引き出すことにあるといえます（治療に対する動機づけ）。いわば、診断と治療の主役がAさん自身であるといった医師と患者の共通の認識です。内なる「医師」の部分を引き出し育むわけです（治療関係の確立）。

⑸症状の再現によって

まず、数日間の膵臓食から普通食に変え、ついで食事時にバターを50g→70g→100gと負荷して行きました。上腹部痛のペインスコアは、脂肪食の量に比例して増強しましたが、下腹部痛は脂肪食の量には比例せず、むしろ、脂肪食を負荷している時に、ペインスコアは低下して行くことがわかりました。一方、排便回数は、膵臓食で回数が多く、普通食で回数は少なくなり、脂肪を負荷した当日と100gを負荷した当日のみ増加しただけで、100g負荷後は排便回数は減少するというAさんが予想もしなかった結果となりました。

尿中アミラーゼ（排泄量）は、経過を通して正常範囲内で、脂肪負荷の間も正常でした。ズダンIII染色で、普通食の脂肪量（50g）では正常で、70gでやや脂肪滴が1視野で2〜3個と増え始めた程度でした。しかし、１００g負荷で多くの脂肪滴が出現し上腹部痛が増強しました（症状の再現の工夫）。

以上の結果、次のようにAさんの誤った認知が修正され、その結果として不安が解消し、退院後、正しい食生活と健康な日常生活が送れるようになったのです（行動修正）。正しく認知された点は、①一番苦痛であった下腹部痛と便通異常は膵炎に原因する症状ではなく、腸管の過敏性に起因する症状であった、②上腹部痛は膵炎による症状であるが、脂肪食を人並みに（普通食の50g）摂っても膵には影響しない、の2点です（心身相関の病態のフィードバック）。なお、退院時の腹部所見では膵の圧痛と叩打痛は軽減し、臍部周囲や大腸に沿った圧痛は消失していました。

本症例は退院後、数年にわたってfollowしましたが、消化酵素剤の投与だけで症状はコントロールされ、日常生活も支障なく過ごせています。なによりも重要であったことは、脂肪食に対する恐怖感と症状や食餌に対する神経症的なとらわれや予期不安が解消し、症状のため外出できないといった神経症的な行動が消失したことです。

器質的な消化器疾患の中で、慢性膵炎は慢性疼痛に陥ったり、不定愁訴化する頻度が最も高い疾患です。その理由として、①本症は診断がつきにくい疾患である、②痛みが長期に及びやすい、③そのため、うつ状態や神経症的な状態に陥りやすい、④アルコール膵炎患者では、飲酒により心理的なバランスを保っている症例が多く、禁酒により心理的に不安定となり、不定愁訴化しやすいなどがあげられます。

慢性膵炎のAさんを通して初診の診察のプロセスについて（入院のプロセスにまで及びましたが）お話しました。Aさんの診断と治療のポイントは、初診時の問診・面接と診察にあったと確信しています。

文献

1)中井吉英：慢性膵炎（不定愁訴シリーズ7）、診断と治療、81：862-865, 1993.
2)中井吉英ほか：ストレスと膵疾患、臨床消化器内科、8：1383-1391, 1993.

一五．傾聴とその方法

「診察のしかた」の次には、初診の面接についての心得をお話していきたいと思います。

治療的自我

心療内科の初診では身体的医療とともに人間の心の問題に深く立ち入るため、医師の人間形成ということが重要な意味をもちます。医師自身の心を自在にして患者に接する修練が不可欠です。医師自身の人格、いわゆる「治療的自我（Therapeutic self）」が治療を成功させるkeyになるわけです。そして、このことが一番難しい。

「治療的自我」に対する修練は、すべての臨床医にとって大切です。残念ながら、わが国の医学部、医科大学では、医師の人間形成のための教育があまりにも不十分過ぎます。

治療に成功した症例の要因

Lambert M.J. は、治療に成功した症例をfollow-upし、その要因について研究したところ、40％が治療外要因、30％が治療関係、15％が患者の治療者に対する期待、15％が治療者のもっているテクニックという結果でした[1]。

人との出会いなどの治療外要因は、深い治療者との関わりがあって、positiveなものとして起こってくるものです。治療者に対する期待は、「この医師ならよくなっていけそうだ」といった医師の人格との出会いの一瞬にかかっているように思います。

このように考えてみますと、治療に成功した症例の要因の85％は「治療的自我」に関与しているのです。外科医のメスと同じで、治療技法も医師の人格に支えられてこそ、その威力を発揮できるのです。医療技術の修得に比べて、医師自身の人格の形成が最も困難な道であると思います。

最初に、心療内科の診療の最も基本といえる「傾聴（listen）」についてお話します。「傾聴」など簡単なことだと思われるでしょうが、最も難しい技術だと私は思っています。心理療法のベースだけでなく、「全人的医療」を実践する場合の基本が「傾聴」だと考えています。

傾聴について

C.G.ユングは『ユング自伝—思い出・夢・思想1・2』（A・ヤッフェ編、河合隼雄ほか訳、みすず書房、1972）の中で、「傷ついた医者だけが癒すことができる」と語っています。

彼のこの言葉は「治療的自我」を考えるとき、重要なkey wordになるはずです。

「傾聴」は最も有力なコミュニケーションの手段です。そして最も難しい。

「傾聴」は、患者を「知る」→「理解する」→「共感する」といったプロセスであると私は考えています。共感にまで至ることができるかどうかは、医師自身の内なる病者（傷ついた者）への「まなざし」の深さにかかっているように思えます。

傾聴の方法

私が考えています基本的なテクニックについてお話します。

(1)「イエス」でこたえる

患者の話すことばや、思い、感情を無条件に肯定する方法です。「なるほど、その通りですね」、「そういうことがあったのですね、辛かったでしょう」といった言葉（verbal）だけでなく、「うんうん」、「そうそう」といった言葉になる前の言葉（preverbal）や、大きくうなずいたり、微笑んだりといった言外の言葉（nonverbal）を用いることが大切です。最初は意識的に行いますが、訓練や経験とともに自然に用いることができます。

医師が経験と修練を積むにつれて、preverbal, nonverbalな言葉と医師の内面の気持ちや感情との間の矛盾が少なくなり、やがて一致してきます。

⑵批判しない

「ノー」と言わないように努めます。言葉だけでなく、態度や表情も含めて。たとえば、腕組みをしたりして聴かないこと。もし、批判したくなった時には、なぜ「ノー」と言いたいのか医師自身に問うてみて、心のなかにメモしておきます。

医師の内面に生じる患者に対するnegativeな感情こそが、患者心理を理解する最良の手がかりになるのです。

このことについては、症例を通して、回を重ねてお話ししていきたいと思います。

⑶「疑問文」のかたちで会話を進める

同じ「疑問文」のかたちでも、「どうしてそのように考えるのですか?」といった問い詰めるような雰囲気の会話ではなく、「あなたが話されたことは、大変大切なことだと思います。もう少し詳しくおうかがいしたいのですが?」といった肯定的な問い方で、会話を進めていきます。

⑷言外のことばをキャッチする

人間同士のコミュニケーションについて研究したアメリカの言語学者の報告によりますと、65%は言外の言葉（nonverbal communication）によるそうです。

患者の言葉の背後に隠された思いや感情を理解するために、しぐさ、表情、声の調子、呼吸の乱れ、雰囲気などの言外の言葉をキャッチする能力を身につけることが大切です。もちろん、医師からも、肯定的な言外の言葉を送ります。

(5)患者のペース、リズムに合わせる

医師のペースに患者をのせることは、できるだけ避けねばなりません。患者の気持ちに添って聴くように心がけます。

(6)呼吸を合わせる

患者の呼吸に注目します。まず、患者の呼吸に医師の呼吸を合わせてみます。そうすると、患者の現在の心の状態が伝わってきます。伝わるというより、医師自身が体験しているのに近い状態じゃないでしょうか。

患者の呼吸が浅く、落ち着きのないときには、医師の呼吸を意識的に深く落ちついた呼吸にし、患者の呼吸を観察してみます。そうしますと、患者も深くゆったりとした呼吸に変わっていくのを、しばしば経験します。

(7)沈黙の意味を大切に

医師の沈黙は、患者に発言権を与える最もよい手段になります。けれども、ただ沈黙しているだけではだめだと思います。

患者が黙りこんだとき、そのときが傾聴のクライマックスなのです。

沈黙したときは、患者の内面の最も深いところに彼らが触れているときでもあります。医師は沈黙に耐えることを学ばねばなりません。ただ何もしないで、沈黙を守っているだけでは、患者の最も深いところに触れ、理解し共感する折角の機会を失ってしまいます。「沈黙の意味」は何か。イメージのなかでチェアテクニックを行います。もう少し分かりやすく言いますと、医師と患者の立場を逆転し、患者の座っている椅子に腰掛けて、患者になりきってみるように医師がイメージするわけです。いわば患者の雰囲気に浸りきる。やがて、治療者のなかに、患者の沈黙の内なる意味が伝わってきます。

心療内科の初診では、問診と面接が組み合わされて行われます。問診は、誘導尋問調です。いわば詳しい情報を求めるための質問です。患者は受け身的な立場に立たされ、医師は事実のみを把握するので、患者との個人的な関係をもとうとする努力をやめます。

それに対して面接は、自由質問的です。患者が自発的に発言せざるを得ないような雰囲気を作り出し、ラポール形成に主眼をおきます。医師の態度は、コミュニケーションの促進に多くの注意が払われます。患者のストーリーに耳を傾け、非言語的コミュニケーションを大切にするのです。

そして、面接の中心になるのがこれまでお話した「傾聴」なのです。

文献

1）“Handbook of psychotherapy integration” pp94-129. New York：Basic Books, 1992.

参考文献

中井吉英：一般心理療法、新版心身医学（末松弘行編）、朝倉書店、pp204-210, 1994.

一六．治療的自我について

「傾聴」が患者を「知る」→「理解する」→「共感する」ための方法かつ、全人的医療の基本であり、心療内科の初診のなかで最も大切であるといったことをお話しました。共感にまで至れるかどうかは、治療者自身の内なる病者（傷ついた者）への「まなざし」の深さにかかっています。医師は、自らの苦悩や病気や老いや死といった問題を、患者との対話から学び、医師はそれらの課題にどのように取り組み、内なる痛みを受け入れたかの程度に応じて、患者の痛みを受け入れ共有することが可能になります。

このような視点より、「治療的自我」とはなにか、についてお話し、全人的医療を実践しようとする一般医や心療内科医が、「治療的自我」を養い身につけるための方法について述べてみたいと思います。

Watkinsの「治療的自我」について

モンタナ大学の臨床心理学のWatkins教授はアメリカの著名な心理療法家であり、国際催眠療法学会の創立者の一人です。彼の The therapeutic self（治療的自我）という論文のオリジナルは“Therapeutic Self, Hypnosis and Psychosomatic Medicine.(Springer Verlag, Berlin, Heidelberg, New York, 1967)”です。今回は、池見酉次郎編著『現代心身医学—総合医学への展開—』（医歯薬出版、pp261-264, 1972）をそのまま引用し、Watkins の「治療的自我」について以下に説明します。

「わたくしを含めて数人の臨床心理士が、ある医科大学の修練病院（国立病院）で、研修中の医師たちについて観察した結果、一つの興味ある事実に気づいた。わたくしたちの役目は、研修を始める医師自身を治療者として評価し、いろいろ助言を与えること、かれらに協力して短期間の心理療法を患者に試みることなどであった。それらを通して、患者の医師に対する一般的な反応、不平、不満なども知ることができた。ここで研修の医師は、3カ月ごとに、心臓血管、消化器、呼吸器、泌尿器などの病棟を、交代に担当するようになった。

この病院で、あるとき泌尿器科の病棟で、数人の患者たちが、Aという医師の態度や治療法について、粗暴で、ごうまんであり、性急でいつもいらいらしていると、さかんに不満を並べているのを耳にした。これと同じときに、わたくしたちは、消化器病棟の患者に、とても評判のよいBという医師の噂も耳にしていた。

3カ月後に、医師の病棟交代が行われた。すると面白いことに、あの評判のいいドクターBが勤務していた消化器病棟の患者に、わたくしたちのところへ、相談を求めてくるものが急に増えてきたのである。その原因はすぐにわかった。あの粗暴でごうまんなドクターAが、今度は、消化器病棟の担当医になっていたのである。一方、ドクターBが新たに担当医になった心臓血管の病棟は、きわめて平穏であった。患者は、あまり不平、不満をいわなくなり、痛み止めの薬を要求する患者も、しだいに減ってきて、病棟で問題になるような患者の行動もほとんどなくなってきたのである。

ドクターAとドクターBは、受けた医学教育もまったく同じだったし、技術的には同じような診療をしているにもかかわらず、なぜドクターBの患者は、ドクターAの患者よりも早く回復に向かってゆくのだろうか。なぜ、ドクターBは患者の病気の種類に関係なく、いつも患者の心身に効果的な治療を行えるのだろうか。

この二人の医師を観察していたわたくしたち臨床心理グループは、かれらの医学的知識や経験、あるいは、技術のほかに、「治療的自我」というものが存在して、それが問題になるということに気づいた。そこで、これが患者の回復を促す上で非常に大切な意味をもつものだとすると、われわれは、いかにしてそれを若い医師に教え、また、われわれ自身の中に、養ってゆけばよいのかについて考え始めた…」

Ａ医師とＢ医師の違いはなになのでしょうか。医師が患者の悩みや痛みを感じとり共感できる能力、いわば患者側に立つことのできる資質があり、Ａ医師には、それがなかったということでしょうか。Ｂ医師のこのような能力は、治療関係を確かなものにし、「癒し」にも通じると思います。

Ｂ医師のこのような能力は生来のものなのでしょうか、Ａ医師にはこのような能力を身につけることができないのでしょうか。

「医師の視点」と「患者の視点」

医師と患者の関係には、特殊な側面が存在しています。両者の関係を私は、「健康者と病者」、「治療者と傷ついた者」、「強者と弱者」、「専門家と非専門家」、「権威者と従属者」、「養育者と被養育者」、「情報管理者と非情報管理者」というように考えています。

医師の中にも病者が存在します。医師は彼自身のなかの病者を見つめることに不安と恐怖を抱き、そのような感情を抑圧することで、健康な者、治療する者…としてふるまっているのではないでしょうか。その病者としての自分を見つめる勇気が必要なのですが。

自分のなかの病者を抑圧した医師は、一見たくましく頼りがいがあるように見えます。しかし、患者の側には決して立とうとはしないはずです。患者の側に立とうとすればするほど、彼は抑圧した不安や恐怖に直面せざるを得なくなるからです。

三つのイニシエーション

このような精神力動的な心理の原型は、すでに医学生の時に見られます。6年間の医学生時代に、三つのイニシエーションが存在します。最初のイニシエーションは、医学部に入学したときです。彼らがなぜ医学の道を選んだのか。救済者や助力者としての動機の背後に、病者を手段として高みに登ろうとしていないか。そのような動機をもった者が医学部を選んだとすれば、彼らはすでに「医師の視点」に立っているわけです。医学部でこれらのことはまったく問題にされることはなく、「患者の視点」に立てる最初の大切な機会を彼らは逃してしまいます。

第二のイニシエーションは、解剖実験です。彼らは肉体の死に直面し、心と魂をもっていたはずの人間が、死によって単なる物質としての肉体の塊に過ぎない厳然たる事実を知り慟哭します。生と死の接点に立ち、彼らの内なる体験として熟成する機会が訪れるのですが、実習はそのような彼らの思いを拒絶します。屍体を切り刻み、学問の対象とするためには、彼らの抱いた衝撃と混乱と葛藤とを速やかに抑圧し合理化する必要があるからです。こうして、自己の死とは無縁の病者のなかの死だけを問題とする「医師の視点」が強化されることになります。

第三のイニシエーションは、臨床医学の講義です。病気についての知識が猛烈な勢いで彼らを襲い、自分自身が病気にかかっているのではないかという不安と恐怖を一層強く抑圧しなければならなくなります。その結果、病者のなかにのみ病気を見出すようになるわけです。

このようにして「医師の原型」が誕生し、彼らは確たる「医師の視点」をもつことに成功します。彼らが医師になったとき、病気は客体化され、内なる「病気」と「死」は遠ざけられ、病者すなわち傷ついた者とは対極の高みに身を置こうとします。その結果、一方に患者の病気に立ち向かう健康で強くたくましい医師、他方に病んで傷ついた弱々しい患者がいるのです。彼らは「患者の視点」をもつことのできない医師として生きていくことになります。

治療的自我を養うために

人が生きていくうえでのあらゆる体験が、病気の体験に集約されています。病気は体の痛みだけでなく心の痛みでもあり、存在そのものの痛みでさえあります。悲しみ、怒り、孤独、別離、喪失、そして死…。それゆえ医師は、全人的医療を行う際に、人間としての痛みを抱えた存在として、痛みを共有できるまなざしをもつ努力をしなくてはなりません。

「治療的自我」とは「患者の視点」をもつことのできる医師ではないでしょうか。それゆえ、「医師の視点」から「患者の視点」にシフトできる教育や訓練が必要になります。

次章に続きをお話ししたいと思います。

参考文献

中井吉英：医師の視点、患者の視点、日本保健医療行動科学会年報、VOL. 7, pp25-36, 1992.
A・グッゲンビュール―クレイグ、樋口和彦ほか訳：心理療法の光と影―援助専門家の「力」、pp122-131, 創元社、1981.

一七．共感とその方法

前章では「治療的自我」についてお話しました。「治療的自我」とは、医師が「患者の視点」をもてるかどうか、いわば患者の立場で感じ考え行動できるかということではないでしょうか。さらにつけ加えれば、患者のなかに「医師の視点」を見いだし育むことができるかどうかということです。患者や家族から、自然治癒力、セルフケア能力を引き出す役割が、これからの医師には必要になるでしょう。

「患者の視点」をもつとはどういうことでしょうか。それは共感できる能力だと思っています。心療内科の初診において、最も大切な技術でもあります。ここでは、共感の能力を身につける方法についてお話したいと思います。いわば「治療的自我」を養う方法でもあるわけです。

共感とは

共感できる能力とは、患者の心の痛みと同じ痛みが、医師自身のなかにもあることがわかる能力だと思っています。患者の内面を「知る」→「理解する」→「共感する」能力は、医師自身の内面をどれだけ「知り」→「理解し」→「共感しているか」にかかっています。共感について学生たちと話をするとき、遠藤周作の短編『母なるもの』（新潮文庫、1975）をよく引き合いに出します。熱心なクリスチャンであり心臓病を患っている母親を彼は裏切ってしまいます。けれどお母さんは彼を責めなかった。むしろ罪をおかした息子を見つめるお母さんの哀しげなまなざしによって、彼のたましいは深い罪の意識と痛みにうちふるえます。踏み絵によってイエスを裏切り、複雑に屈折して生きた隠れ切支丹のなかに、自己と同じたましいの痛みとその遍歴を発見し慟哭するのです。それはまた、同じ痛みを共有する作者自身の癒し（救い）のプロセスなのだと思います。この短編は、その後の彼の長編小説の原点であり、彼の創造の源泉であると思います。

心療内科の初診では、共感の能力が要求されます。私はつぎのような方法によって日々学んでいます。

(1)マイナスの側面を受け入れる

医師自身のマイナスの側面のプラスの意味を考えます。医師自身が抑圧し拒絶してきた自分（劣等感や性格など）や、病気、挫折、失敗、別離、喪失など、彼の人生におけるマイナスの出来事にスポットを当て、プラスの意味を考えてみるとき、それぞれが大きな意味をもち、現在の自己を形成していることに気づきます。医師自身のマイナスの側面にプラスの意味を見いだせたとき、自己をトータルに受容でき、その結果、自己は統合された真の自己となります。

医師がどれだけ自己のマイナスの側面を受け入れられたかに応じて、患者のマイナスの側面を受け入れること（受容）が可能になります。日常での医師の絶えざる自己との対話のなかで、肯定的に自己を受け入れていくプロセスが共感の能力を育てていくはずです。

⑵医師自身の歴史を歩む

あとでお話します「自己分析」を続けていくなかで、必然的に医師自身の個人史が作成されていきます。自分の歩んできた歴史を見つめ直すとき、抑圧してきたもの、捨ててきたもの、価値を与えてこなかったものに存在の意味を発見するにしたがい、医師自身の人間としての全貌が見え始めてきます。また、医師自身の歴史が、両親をはじめとした人々との出会いのなかで、いかに形づくられてきたかを知ることができます。自分自身の歴史の流れが固有の大河となって流れているのが見え始めると、医師は患者固有の歴史の流れがわかる能力を身につけ、患者の病気のもつ意味を理解し共感することが可能になります。

このように医師自身の内面の統合の努力が、共感の能力に深く関わっていると思います。

⑶患者との出会いの意味を考える

医師はこの患者をどのような面で支えられるか、患者との出会いによって医師自身のいかなる面が開発されようとしているのかなど、医師と患者との出会いには、互いに支えられ成熟する機会が秘められています。その意味を考えてみることもまた、共感の能力を育てる方法の一つです。

治療的自我を養うために

⑴自己分析

私の経験から、心療内科医として「治療的自我」を養うのに最も役立ったのが、精神分析的手法による自己分析でした。その際、カレン・ホーナイの『自己分析』(霜田静志ほか訳、誠信書房、１９６１)が参考になりました。

私が実行した具体的な方法は、先ずノートを作成し、①患者との間で生じた感情を記録する、②それらの感情と、医師個人の生育史における key person との間で生じた感情や関係(陽性、陰性転移、逆転移)との吟味を行う、③日常の身近な人間関係に焦点を当て同様のことを行う、④精神分析的な視点より自分史を作成する、などです。交流分析を併用することで、さらに自己分析が容易になりました。

私が九州大学心療内科で研修を開始したころは(当時、池見酉次郎教授)、自己分析が義務づけられていましたが、それを契機に数年間自己分析を続けました。このときの習慣は現在も続いていて、治療者（医師）と患者を見つめる「もうひとつのまなざし」を育てるのに大いに役立ち、私自身の内面への気づきの出発点にもなっています。また、患者の医師への感情は医師に直接向けられたものではなく、その感情こそが患者理解の手がかりになることがわかったことは大きな収穫でした。また治療中、医師の内面に生じた感情は、患者を理解し共感に至るために重要な役割を果たすこともわかりました。

(2)リラクセーションの訓練

自律訓練法（ＡＴ）や呼吸法、ヨーガ、気功、太極拳などを通じて、医師自身がリラクセーションの訓練をしておくと、ゆったりとした受容的な雰囲気をつくり出すことができます。診察室においては、医師の内面すなわち感情や思考をneutralにしておくのに役立ち、傾聴の際の集中力を高めることができます。また、医師自身のからだに対する気づきが高まることにもなり、結果として、患者のからだへの気づきを援助することが可能になります。

(3)瞑想の訓練

瞑想といっても、個人に適した方法を見つけて、日常生活の一部にすることができるように習慣づけるのがよいのです。

歩くとき、ジョギングをするとき、森のなかを散策するとき、河辺にたたずむとき、自然のリズムと一体になるよう呼吸を整えます。私は散策のとき、大きな木の下などで、下腹部に意識を集中し、木のリズムを感じとり、そのリズムに合わせてゆっくりと丹田呼吸を行っています。自宅で行うときは座禅により瞑想を行います。一度、瞑想の体験を身につけますと場所を限定せずに行えます。もちろん診察室においてもです。

心療内科の医師にとって、瞑想がなぜ必要なのかを私はつぎのように考えています。

①科学の立場は対象となる相手を自分から引き離し客体化するものである。見るものと見られるものが一体になることはない。瞑想の訓練により、個を離れて対象と一体化し、対象の目で見ることが可能になる。その結果、最も深いところからの共感が可能になるような治療の場をつくりだす。

②真の自己の内面をみきわめ把握するためには、知的理解、知的洞察から、「会得」の体験が必要になる。心理療法の過程で起こる全身全霊がうち震えるような洞察は、まさに「会得」といってよい。患者を洞察に導くために、医師自身が瞑想を通じての「会得」の体験が必要である。

③瞑想により「宇宙的無意識」(鈴木大拙)に触れる体験によって、医師自身の実存的不安を克服でき、安定した雰囲気とリズムを身につけることができる。医師のこのような雰囲気は患者にとって最も大きな癒しとなるはずである。

④西洋的思考に慣れたわれわれは、二元的にしかものごとを考えない。瞑想によって「宇宙

的無意識」に触れ一体となりトータルな自己を感知して意識を拡大した者は、患者のマイナスとプラスの側面は相対立するものではないことを会得し、自分も患者もトータルに受け入れることが可能になる。

少し宗教じみてしまいましたが、共感できる能力を身につけ「治療的自我」を育てるには、医師自身の毎日の生活や人生そのものが絶えざるトレーニング（行）の場です。その最高の場が診察室だと私は考えています。

参考文献

中井吉英：Watkinsの〝治療的自我〟という考え方と全人的医療、心身医療、8：1422-1427, 1986.
鈴木大拙、E・フロム、R・デマルティーノ、（小掘宗柏ほか訳）：禅と精神分析、pp33-35，東京創元社、1960.

一八．「水が甘いのです」

これまで「傾聴」、「治療的自我」、「共感」といった分かりにくい話をしてきました。これらについて、再び診察室にもどって、症例を通してお話したいと思います。

「水が甘く感じられて苦痛だ」

耳鼻科や歯科口腔外科から、ときどき味覚異常の患者が紹介されてきます。48歳女性Aさんは「水が甘く感じられて苦痛です」と訴え、心療内科を自ら受診した人です。

これまで多くの病院の耳鼻咽喉科、歯科口腔外科、内科を受診し、精神科にも紹介され治療を受けたようです。いずれの病院でも原因不明。精神科医により処方された抗不安薬や抗うつ薬もまったく無効とのことでした。

「水が甘く感じて困る」といった訴えの患者に、私は初めて出会いました。正直いって私の方が困ってしまったのでした。

ひと通り問診と面接と診察をしましたが、もちろん身体的には異常がありません。耳鼻科でも微量元素の測定や味覚テスト、唾液腺検査といった味覚障害に関する検査が行われてきたのですが、異常は認められなかったそうです。

「水はやっぱり甘かった」

さて、私はつぎに何をしたでしょうか？

ナースに頼んで、二つのコップに水を入れて診察室に運んでもらいました。そして、

「Aさん、どうですか、やっぱり甘いですか？」

と尋ねてみました。Aさんは、

「やっぱり甘いです」

と確かめるようにうなずきました。

私もコップを取り、水に意識を集中して飲んでみたのです。

「甘い！…」

驚きました。水というのは本当は甘いのです。大阪の水道水でもです。売店で天然水を買ってきてもらいました。もっと違った甘さがある。

「水というのは、こんなに甘かったのか」私は感動しました。患者に合わせて、飲んでみてから診察にとりかかろうと意図したわけではありません。ただ素直に感動したのです。そうい

えば、美味しい水のことを「甘露、甘露」といいますね。

私はこれまで、一度たりともこんなに集中して水を飲んだことがなかったのです。私は、

「Aさん、あなたの言うように、水はほんとうに甘いものなのですね」

と伝えました。

その時、Aさんの目が、本当にうれしそうに輝いたのはいうまでもありません。

夫の病気のために

Aさんは、コーヒーにも紅茶にも砂糖を入れないそうです。それでちょうど良い甘さになるというのです。もちろんジュースなどは甘すぎてとても飲むことはできません。

さらにAさんの話を聞いているうちに、彼女の夫が糖尿病だということが分かりました。それも最近分かり、食餌療法が必要だというのです。本当に人生ってうまくなっているものです。私はAさんに、「ね、Aさん分かるでしょう?」と尋ねると、Aさんは、「え…?」としばらく考えていましたが、急に目を輝かせて、「ああ、そうなのですね、先生」と答えました。

私が、「そうなのですよ。あなたの今の味覚で、ご主人に料理をつくってあげれば、ちょうど良いのですよね」と言うと、Aさんは大きくうなずきました。

味覚異常の病態は

身体的な面からAさんの症状を診れば、「まったく異常がありません。心因性のものです」で終わってしまうでしょう。精神医学的には心気症という診断がつくのかも知れません。彼女の味覚異常の病態を考えるとき、慢性疼痛の病態を参考にするとよく分かります。つぎのような病態が慢性疼痛では考えられます。

①痛みの閾値が低下する。
②痛みが長期に及ぶと痛みの原因が何であれ、患者はneuroticになる。
③そのため、悪循環が生じ、一層痛みの閾値が低下する。
④痛みを抑制する中枢からの下行性抑制性制御機構が存在するが、慢性疼痛の患者はその機能が低下する。
⑤「ゲート・コントロール理論」(MelzackとWall)によると、脊髄に存在するゲートを通って、痛み刺激は脳に伝えられるが、ゲートの開閉が中枢のコントロールを受けている。慢性疼痛の患者ではゲートが開放されたままになり、少しの痛みも刺激も増幅され脳に伝えられることになる。

味覚の生理機能は疼痛の生理機能と異なっているのでしょうが、Aさんの甘さに対する過剰な反応、いわば、甘さに対する閾値の低下としての病態を考えてみるとき、痛みを味覚異常に置き換えると理解しやすくなります。

かつて、慢性膵炎患者を回診で診察したときのことを思い出します。痛みのために患者の表情は暗く感情は過敏で、私が両方の側腹筋を摘んだところ、飛び上がるほどの痛みを訴えました（疼痛閾値の低下）。ところが翌日、ペインクリニックで神経ブロックをしてもらい痛みが消失した後に回診したところ、昨日とは別人の様に表情が明るくなり、側腹筋を摘んでも痛みを訴えませんでした（疼痛閾値の上昇）。

これほどに慢性の痛みは情動や閾値に影響を及ぼしてしまうものなのです。

受容するということ

熱意のある医師なら、長い時間をかけて異常がなく、まったく心配いらないと説明するでしょう。でもそのような態度は結局のところ患者を突き放しているわけです。

受け入れる（受容）ためには、Aさんと一緒に水を飲み、私自身も「水の甘みを感じる」といった共通の体験をしなければならなかった。その結果、彼女をサポート（支持）する心の準備が私にもできたわけです。「水が甘い」という事実を共有でき、心を通わせることが可能になり（コミュニケーションの成立）、私のなかに彼女への共感が広がっていきます。私自身が自分の内面に、この様な変化が生じたことを感じとってから、痛みを例にあげながら、Aさんに「なぜ、こんなに強く甘さを感じてしまうのか」について話をしました。

彼女は、ようやくこの時点で、「甘みを感じる門が、いつもは閉じたり少し開いたりしているのですが、Aさんの門は開きっぱなしになっているのでしょうね」と私が話した説明を受け入れ納得することができたのでした。

「水が甘い」のプラスの意味

でも、これだけでは治療は不十分なのです。「水が甘い」ことを彼女自身が受け入れられるようになるためには、この症状にプラスの意味を見い出さねばなりません。Aさんの夫が糖尿病だったことがプラスの意味でした。彼女はそのことに気がついていなかったのです。「病のプラスの側面を見い出す」という患者と医師の共同作業が、とても大切だと思います。

Aさんの治療は初診の一回だけで終わりました。「水が甘い」のプラスの意味を彼女が見い出したからです。恐らく、症状に対するとらわれや固着も徐々に消失していくでしょう。もしAさんの夫が糖尿病でなかったらどうするのかという疑問が湧いてきますね。私は経験的に、必ず患者自身で、その意味を見い出してくれるものと確信しています。

Aさんに出会って、多くのものを学びました。生まれて初めて「水が甘い」と知ったことは、私にとって衝撃でした。水は生命の源です。こんなに大切な自然の恵みを私は味わいもせず、ごく当たりまえのように飲んできたのです。彼女に出会って以来、各地の天然水の甘さの微妙な違いが分かりました。水を飲むことが楽しみにもなりました。

水を味わうようになってから、味つけをしていない自然のままの食べものの味の素晴らしさも知りました。

「味わう」、「噛みしめる」。この大切なことを私は忘れていたのです。Aさんは私に感謝の心を思い出させてくれました。私はAさんに出会ったこと（出会いの意味）に感謝しています。

一九.「なぜいらいらするのだろう」

これまで沢山の潰瘍の患者さんを診てきましたが、7歳の子どもの潰瘍は初めてです。小学校一年のA君も、吐血で救命救急センターに救急車で運ばれてきました。A君の話は、一度、拙著『心の渇きの癒される本』(PHP研究所、1997)*でしているのですが、大変印象に残っている患者さんですので、もう一度お話することにします。

「わからん」

潰瘍からの出血が止まったのを確認してから、救命救急センターの主治医がA君を心療内科に紹介してくれました。救命センターの主治医は心身医学の素養があったので、A君がなにか大きなストレスを抱えていて、それが潰瘍の原因ではないかと直観的に判断したのです。良い主治医に巡り合って、A君もその家族も幸せでした。

A君とお母さんが診察室に入ってきました。私がなにを尋ねても彼は、

「わからん、わからん」

をくり返すばかりです。このようなとき、「なにかを隠している」、「言いたくないんだな」、「反抗的だなあ」、「不信感を抱いているな」などと受けとりがちです。

経験を積んできて、私は子どもたちが「わからない」と言うときには「本当にわからないんだ」と思うようになりました。彼らが自分自身の内面で起こっている感情や気持ちをうまく言語化（言葉で表現すること）できないから、「本当にわからない」と言っているのだと思うのです。

20～30分、がまんしてA君との会話を試みましたが無駄でした。そこでお母さんと話をすることにしました。

「なぜいらいらするのだろう」

よくしゃべるお母さんでした。堰を切ったように、いろいろなことを話されます。ずっと話を聞いているうちに、私はなにかいらいらしてくる自分に気づいたのです。「なぜこんなに、いらいらするのだろう」と彼女の話を聞きながら、私はいらいらしている自分を眺めます。そして考えてみます。今の私の感情を、そのままお母さんにぶつけてしまえば一巻の終わりですから。

患者さんに接していて、私自身の内面で生じる感情の動きこそ、彼らを理解し共感していく手がかりになるのです。私はつぎのことに気づきました。

A君のお母さんに接していて、私の内面で起こっている感情は、A君が幼いころからお母さんといるときに、いつも抱いていた感情と同じ感情ではないか、ということです。

「お母さん、ごめんなさいね…」

お母さんに私の感じたままを告げてみることにしました。

「お母さん、ごめんなさいね。こんなことを言って。あなたの話を聞いていると、無性にいらいらしてくるのですが、A君と話をされているときも、このように話をされているのですか？」

「……」

お母さんは一瞬驚いたようになり、目に涙を浮かべながら、

「そうでした…。この子が物心ついたころから、私が一方的に話をするばかりでした……」

しばらく沈黙が続きました。

感じた気持ちを、そのまま相手に伝えるには、相手が受けとめられるかどうかの判断と、受けとめられるような伝え方と、タイミングと勇気がいります。昔はたびたび失敗しました。しかし、A君のお母さんは偉かった。一瞬のうちに気がつかれたのです。

ピッチャーとキャッチャー

母子の間に一方通行的な会話しかなかった。お母さんがピッチャー、A君はただそのボールを受けるキャッチャー。本来は、彼がピッチャーでお母さんがキャッチャーであればよかったのです。そのつぎにはお互いが投げ合いをするキャッチボールが。

A君は物心ついたころから、自分の感情や気持ちをうまく言語化して相手に伝え、返ってくる言葉を受けとめるといったコミュニケーションの体験が不十分だったのです。

カルチャーショック

お母さんと話すうちに、つぎのようなこともわかってきました。A君の一家は、お父さんの仕事の関係で、一年前に東京から大阪に引っ越してきました。以前いた幼稚園は厳格なカトリック系だったようです。幼稚園ではケンカをすることはもちろん、なにかにつけて競争することさえも禁じられていたようです。あるとき、A君は同級生とケンカをし、クツで友人の頭を叩いてしまったのです。A君は「一生ケンカをしてはいけない」と厳しく叱られたのは言うまでもありません。

そのような彼が、言葉も習慣も違う関西の小学校に転入してきたのです。とくに言葉の違いは大変なカルチャーショックだったと思います。もう10年以上前になりますが、私たち一家が福岡から京都の実家に戻ったとき、博多生まれで博多育ちの三人の子どもたちが、初めて学校に行き帰ってきたときの第一声が、「なにを言っているのか言葉がぜんぜんわからない」でした。だからA君のショックがよくわかります。

心のキャッチボール

A君はいじめられたことも、しばしばあったでしょう。それは大変だっただろうと想像できます。しかし彼は、「一生ケンカをしてはいけない」を守り続け我慢したのです。その悔しさと怒りを、お母さんにも誰にもぶつけることができなかった。帰宅してお母さんと一緒にいても、いらいらするような状況がきっと続いていたに違いありません。彼にはただ、我慢するしか方法がなかった。

お母さんの話を聞いているうちに、A君のことが十分理解できました。また、私自身の気持ちをお母さんに伝えてからは、いらいらした感情もなくなっていました。そして、お母さんの子どものころを聞いていくうちに、彼女もやっぱりA君と同じように育てられたこともわかりました。

自分がしてもらったようにしか、してあげることができない。私には彼女の心の痛みもよくわかります。お母さんにこのことを話しました。お母さんにもA君にも心のキャッチボールが必要だったのです。

「15分ほど黙ってあげて…」

お母さんに、「まず、15分ほど黙ってあげて、A君から先にボールを投げさせてあげてくださいね（今日あった話を引き出してあげてくださいね）」と話しました。

身体的な治療は抗潰瘍薬を処方し、内視鏡で白色瘢痕（white scar）になるのを確認してから維持療法をしばらく続けました。A君には2～3回会って診察しただけだと思います。そのかわり、お母さんとは何度も会い、キャッチボールの様子を聞き、アドバイスをしていきました。二人がうまくキャッチボールができたのを確かめて治療を終結しました。

もうひとつのまなざし

「listen について」でお話ししましたように、患者の話を受けとめる医師自身の内面の動きを手がかりにして、病気の背後にある患者の心理的要因について知り、理解し、共感していきます。そのためには、患者を見るまなざしと医師自身を見るまなざしが必要です。いわば、医師と患者を見つめる「もうひとつのまなざし」が必要だと思います。両者に降り注ぐまなざしは、温かいものでなければなりません。

心身症の病態を言い表すキーワードにアレキシサイミア（失感情症）があります。「感情がない」のではなくて、「感情をうまく言語化することができない」といった意味です。アレキシサイミアは、人生早期の母子関係に起因するとさえ言われています。A君の場合はまさにそうです。内面で生じている感情に対する気づきに欠け、そのため自分の感情をうまく言語化し、コミュニケートするのが苦手だったのです。

A君がもし潰瘍にならずこのまま成人すれば、大きなストレッサーを受けたとき、「がまんする」といったコーピング（対処行動）しかもっていないため強いストレスとなり、いずれ心身に強い影響を及ぼすでしょう。彼の場合は、人生の早期に脆弱部位へ潰瘍という「信号」として現れた（父親にも潰瘍の既往があり素因がうかがわれる）のが幸いだったと思うのです。

病の意味

できるだけ早く病気を治すことは医師の役目ですが、「病の意味」をよく知って治療することも必要なのだと思います。

潰瘍をきっかけにして、母子関係が変化し、A君はうまく自分の内面を言語化することができるようになりました。お母さんもA君の病気をきっかけに、人の気持ちを受けとめ察することができるような人間として成熟していかれたと思います。

このような母子の変容と成熟を見守っていくのも心療内科医としての喜びなのです。

＊『心の渇きの癒される本』（ＰＨＰ研究所、１９９７）は絶版となり、現在は復刻版として『からだと心を診る　心療内科からの47の物語』（オフィスエム、２００１）が発刊されています。

二〇．慢性疼痛とはなにか（その一）

これからは、心療内科の受診が多い症状や疾患の話をしばらくしたいと思います。私たちの心療内科を受診する患者のうち、多い症状や疾患のベスト5はつぎの通りです。

1位　消化管運動機能異常
2位　慢性疼痛性障害（慢性疼痛）
3位　気管支喘息
4位　胸痛、不整脈、めまいなどの症状
5位　摂食障害

消化管運動機能異常では過敏性腸症候群（IBS）、Non-ulcer dyspepsia（NUD）、胆道ジスキネジーが多くを占めています。慢性疼痛性障害（Chronic pain disorders, 以下、慢性疼痛）は、腰痛、四肢痛、肩痛、頭痛、腹痛などが慢性的に経過する症状群です。整形外科、ペインクリニックなどからの紹介が多いようです。気管支喘息が多いのは、教室の橋爪講師が気管支喘息の心身医学を専門にしていることもあります。

胸痛で受診する患者が最近増え始めています。いわゆるNon-cardiac chest pain（NCCP）です。それから最近、アトピー性皮膚炎や慢性蕁麻疹、円形性脱毛症などの皮膚科領域の心身症患者が増えてきています。動揺性高血圧症など血圧コントロールの難しい高血圧症患者、サイコオンコロジーを希望するがん患者も増え始めています。

かつては難治性消化性潰瘍患者や再発を繰り返す潰瘍患者の受診があったのですが、薬物療法で容易に治癒するようになったこと、*Helicobacter pylori* による感染症として潰瘍が考えられるようになったことから、少なくなりました。

まず、慢性疼痛についてお話いたします。

本当に不思議な痛み「慢性疼痛」

私が故池見酉次郎九大名誉教授より与えられた研究テーマは「慢性膵炎の心身医学的研究」でした。その当時、診断さえ難しい疾患でしたので、この研究をすることにずいぶんと抵抗しました。今は本当によかったと思っています。慢性膵炎の研究は、慢性疼痛や生活習慣病の診療や研究につながっていきましたから。

ある時、心因性疼痛と薬物依存の中年の男性患者Aさんの診察を依頼されました。10年以上も痛みが続いている上腹部の激痛です。いろいろな検査を受けてきたようですが異常がなかったようです（この当時は、CTや超音波検査が、まだ一般に普及していなかった時代です）。飲酒歴があったので慢性膵炎を疑い診察したところ、膵に一致して圧痛と叩打痛を認め、膵圧診点もすべて陽性でした。

腹部単純レントゲン撮影をしてみました。レントゲンフィルムを見ますと、立位正面像では異常がありませんが、第一斜位と側面像で膵石が見つかりました。正面像だけでは腰椎と重なって見落としてしまうものですから、必ず第一斜位を併せて撮ることで、ずいぶん、膵石症の患者を発見したものです。

Aさんはモルヒネの注射を要求しましたが、代わりにplaceboを注射してみました。するとどうでしょう。見事に痛みが止まったではありませんか。しかも驚いたことに、膵の圧痛や叩打痛も消失していたのです。

この患者さんに出会うまで、placebo効果のある痛みは心因性疼痛と考えていたので驚きでした。

慢性疼痛（腰痛）でペンタゾシン依存として紹介されて入院してきた患者のBさんも印象に残っています。診断の結果、膵尾部がんだったのですが、主治医である私とのラポールがつくにつれ、placeboの注射により痛みがなくなってしまうのです。

この二人の患者さんとの出会いは本当に貴重でした。placeboが効くから心因性ではないのです。器質的疾患による痛みにも効果があるのです。以来、「心因性」という言葉を使わないようにしました。「心因性」という病態はないものと考えるようになりました。

Aさんの場合には、腹部の診察所見まで改善したのです。この理由について、今もまだ考え続けています。

「慢性疼痛」の講義のときに

慢性疼痛の臨床講義をしたときのことです。洗濯バサミを学生の数だけ用意し、講義のうち45分間、学生たちの耳たぶにつけてもらいました。いわゆる痛みの体験学習です。もちろん、私も講義の前に自分の耳たぶにつけて試しましたが、これがとても痛い。学生たちには数分毎に痛みの程度をペインスコア表に点数でグラフにしてつけてもらい、講義を続けました。

40人分のplaceboを用意しておき、学生たちに、「ここに最新の鎮痛薬があるけれども、ただ副作用として眠気がある。それでも欲しい人は取りに来て飲むように」と話しました。学生たちは痛いので、われもわれもと鎮痛薬（placebo）を希望したものですから、あっという間になくなってしまいました。

10分ほどして15名ほどの学生が強い眠気を訴え、数名が手を挙げて、「先生、眠くてたまりません。眠っていいですか」といったかと思うと、数名がいびきをかいて眠ってしまったのです。私の意図した通り講義が運びました。placebo とはどういうものかを学生諸君が体験的に理解してくれたものと思います。

学生たちに、

「このような痛みが数カ月も一年以上も続いたらどうする？　痛みの原因がなんであれ、だれでも精神的にも社会的にも強いダメージを受けてしまうよね。それが慢性疼痛なんだよ」と話しました。学生たちの感想文を読んでみると、洗濯バサミをつけて痛みがある間は、講義の内容をほとんど覚えていないと書いている者が多く、驚きました。また、講義の後で提出された彼らのペインスコア表を見てみますと、痛みの刺激は同じはずなのに痛みの程度や40分間の痛みの経過の個人差は非常に大きいということがわかりました。

急性期慢性疼痛の考え

私は慢性疼痛を図7のように考えています[1)]。慢性疼痛にも急性疼痛の時期があったはずです。慢性疼痛は単に急性の過程の延長ではなく、末梢と中枢神経系の両者の変化によるものと考えられます。だから、急性期のうちに慢性疼痛に進展する症例を早期に診断し、心身両面からの治療を行うべきだと思っています。

Sternbach ら[2)]は、神経学的に異常を示す慢性の腰痛患者群と明らかに神経学的に異常を示

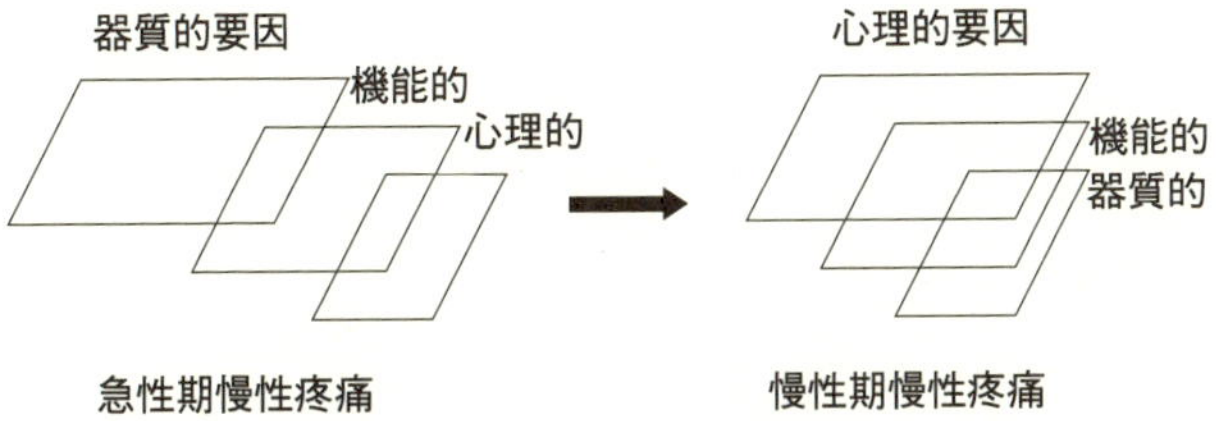

図 7　二つの慢性疼痛

さない慢性腰痛患者について、ＭＭＰＩ（Minnesota Multiphasic Personality Inventry）により両者が区別できないかを検討しました。しかし、両群ともに同じプロフィールを示し、ヒステリー尺度、心気症尺度、抑うつ尺度のいわゆる「神経症三尺度」において両群とも高値であり、両者を区別することはできませんでした。

慢性疼痛患者は器質性や心因性に関係なく、共通の心理と行動特性を有する人であるわけです。だから、慢性疼痛の病態は、身体面、心理面、行動面、社会面の障害であり、包括的、集学的なアプローチが要求されるのです。このことについては、慢性疼痛の臨床講義の例で十分おわかりになったと思います。

文献

1）中井吉英ほか：心身医学よりみた痛みのメカニズム、神経研究の進歩、42：499-507, 1998.

2）Sternbach, R. A., et al：Aspects of chronic low back pain. Psychosomatics 14：52-56, 1973.

二一・慢性疼痛とはなにか（その二）

慢性疼痛は器質的、機能的、心理的な要因が互いに関連し合った複合病態だとお話しました。とくに、機能的要因の診断が重要です。機能的要因の診断は、器質的疾患を一つひとつ除外していく診断法（除外診断）によると、「まったく異常がない」、「心因性」ということになってしまうわけです。

針で突き刺すような右肩の痛み

30歳の男性Aさんは、5年前に営業マンとして勤務していたとき、毎日3〜4時間、ワープロ業務を続けていたところ、右肩に針で突き刺すような痛みを覚えるようになりました。近医の整形外科を受診。レントゲン検査の結果には異常がなく「たいしたことはない」と言われ、右肩に鎮痛剤の注射と消炎鎮痛剤の投薬を受け軽快したようです。

ワープロ業務をしなくてもよい会社に再就職したのですが、時折、同じような痛みを自覚し、その度に整形外科に通院して、温湿布などにより治療を受けていました。しかし、2年前より痛みが強くなり、車の運転や腕の高さを一定にしなければならないデスクワークも苦痛になり、某市立病院の整形外科を受診しました。レントゲン検査やMRIを受けたところ、やはり「異常がない」と言われ、そのまま放置していたようです。

そのうち、右肩だけでなく右頸部や右上腕にも鈍い痛みが広がるようになり、別の病院の整形外科を受診し、MRIの結果、「右頸部の椎間板ヘルニアの疑いがある」と言われ、投薬と針治療を受けたようですが、軽快しなかったようです。

一年前よりデスクワークのときだけでなく、休日にも痛みを自覚するようになりました。痛みの程度や頻度は日により差があったようです。病院で何度か投薬内容を変えてもらったにもかかわらず、痛みは軽快しないまま日が経っていきました。ついに意を決して、某大学病院整形外科を受診。やはり精査の結果「異常はない」と言われ、その後は整体術師に通ったりしたようですが相変わらず痛みが続くので、治療に専念するため、ついに会社を休職するに至りました。

半年前にAさんは、血液循環に異常があるのではないかと考え、某国立病院の循環器科を受診し精査を受けたのですが、やはり異常なく、心療内科を紹介されたわけです。

「器質的な異常がなければ…」

Ａさんは明るい活動的な青年です。これまで病気知らずのスポーツマンでした。そんなＡさんが、これまで6つ以上の病院を回り、何軒もの針灸師や整体術師などに通院し苦しんでいます。ある病院の医師には、「器質的な異常がなければ西洋医学は太刀打ちできない」と言われたようです。

Ａさんは心療内科を紹介されたとき、「自分の痛みは精神的な問題で起こっているのではないのに」と抵抗感があったようです。私は痛みそのものを中心に、詳しく問診していきました。「長時間、同じ姿勢をとると痛みが強くなる」、「軽く運動すると痛みは和らぐ」、「風呂に入り温めると軽くなる」、といった増強と軽快因子を聞くだけで、彼の痛みが機能的な筋肉性の疼痛（myalgia）であることがわかります。また、やらなければならない仕事が終わるまで、同じ姿勢のまま休まずに何時間でもワープロを打ち続けていたこともわかりました。

ＭＲＩやレントゲンフィルムを見てから、診察に移りました。予測した通り、左右の肩から頸部にかけての筋肉の圧痛が著明です。とくに右側の筋肉を摘むとＡさんは飛びあがり、その顔は苦痛で歪みました。

大袈裟過ぎると思われるでしょうが、私はそうとは考えません。慢性疼痛の患者は疼痛閾値が極度に低下しているためこうなるのです。腹部の診察に移りました。私は患者の疼痛閾値をおおよそ把握するために、両側の側腹筋を摘むようにしています。Aさんは肩の筋肉を摘んだときと同じように、痛みのため飛びあがりました。やはりAさんも疼痛閾値が極度に低下していたのです。

Aさんに説明する前に

「Aさん、いま摘んで痛かったところ、どこかわかりますか？」

「いいえ、こんなに痛いところはどこですか。内臓でしょう？」

私はもう一度Aさんの肩の筋肉を摘んで、

「Aさん、さっきのおなかを摘んだときの痛みと似ていますか？」

と尋ねると、

「先生、そっくりです。それじゃ、おなかの痛みも筋肉の痛みなのですか？」

Aさんは驚いたようでした。やっと自分の痛みの原因がなになのかを理解し始めたのです。

「でも先生、レントゲン検査やMRIでは異常がないと言われてきたんですよ」

「山登りをした後に、よく身がはいって痛いですよね。あの痛み、レントゲン検査やMRIで異常が出ると思いますか？」

と私は聞き返してみました。Aさんは、

「そうですよね。出るはずないですよね。じゃあ、僕の痛みは筋肉の痛みなのですか？」

と少し得心したようでした。

痛みを再現さす

そこでAさんに両腕を平均に持ちあげてもらい、10分間、そのままの姿勢を保ってもらったところ、

「先生、痛みが出てきました。この痛みです」

「Aさん、左手で右肩を触ってみてください。どうですか？」

「ずいぶん筋肉が硬くなっています」

「今度は右腕を下ろして、触ってみてください。どうですか？」

「筋肉が柔らかくなり、痛みも少し軽くなりました」

Aさんが自分で痛みの原因を体験的に理解し始めたころを見計って、彼に痛みの病態を説明することにしました。

痛みを説明する

Aさんに絵を描きながら、次のような順序で説明していきました。

①痛みには器質的な痛みと機能的な痛みがあり、Aさんの痛みはmyalgiaという機能的痛みであること。
②痛みは末梢の刺激が脊髄後角を通って中枢に達し、初めて痛みとして感じること。
③ゲートコントロール理論について、絵で説明し、慢性疼痛の患者では、痛みの原因がなにであれ、日頃は狭く閉じられているゲート（関門）が常時開放され、末梢からの痛み刺激が大量に入り、脊髄を通って大脳に伝わるため、疼痛閾値が低下してしまうこと。
④幻視痛の話をし、痛みの感覚は脳で記憶されること。
⑤慢性疼痛の場合には、下行性疼痛抑制系神経系の機能が低下しゲートを開放してしまうこと。
⑥痛みが持続すると筋肉が攣縮し血液循環が悪くなり、さらに痛みを増強させること。痛みそのものがストレスとなり自律神経系の異常を生じ、筋肉の血流障害を引き起こすといった悪循環が形成されること。
⑦そのため、痛みに対する注意集中・固着といった心理機制が生じること。
問診や診察をしてからでないと、この様な説明をしてもAさんは納得しなかったでしょう。またAさんは学生時代にラグビー部だったので、試合中にケガをして痛んだときを例にあげ説明したのもよかったようです。説明の最後に、「Aさんの生活の中心に痛みが居すわっている

のですね。誰にもわかってもらえず苦しかったでしょう」と話かけました。Aさんの目が、わずかに潤んだのを私は見逃しませんでした。

診察のおわりに

明るい表情に戻り、繰り返しお礼を言うAさんに私は尋ねてみました。

「この痛みはAさんにとって、どのような意味があったのでしょうね？」

Aさんはきょとんとして不思議そうな顔をしていました。私はもう一度、

「この痛みはAさんに、どんなことを忠告しているのでしょうね？」

と問いかけると、Aさんは「どんなことにも徹底してやり過ぎてしまい、そのため心身の過労を引き起こしやすい」ことにやっと気づいてくれたようです。痛みはAさんにとって、心身の過労に陥りやすい仕事のしかた、生きかたを変容するための信号だったのです。

私はAさんにこれからの治療方針の一つとして、下行性疼痛抑制系神経系の機能を賦活しゲートを閉じるために抗うつ薬を処方することを説明しました。

「痛みを大切にしてあげてくださいね」

診察室を出ようとするAさんに私は声をかけました。Aさんはにっこり笑い、何度もうなずきながら診察室を後にしたのでした。

三、慢性疼痛とはなにか（その三）

家族を治療対象とした心理療法に家族療法（システムズ・アプローチ）があります。慢性疼痛患者は、しばしば周囲を巻き込み、痛みが維持されてしまうようなシステムを形成してしまいます。周囲とは家族や医療スタッフ、会社や学校など、患者を取り巻くさまざまな環境システムです。

システム論を用いた治療では、患者にとって最も影響力のある家族を治療対象とすることが多いため「システム論的家族療法」と呼ばれます。この治療法の姿勢は、家族の問題を見つけ治療していくのではなく、家族全体のもっている自然治癒力を引きだせるように援助することにあります。

しかし、実際の治療では種々のシステムが想定されるので「システムズ・アプローチ」とも呼ばれています。

システム論よりみた慢性疼痛

慢性疼痛の場合には、患者個人のレベルだけでなく周囲のシステムとの関係性について評価しなければなりません。図8はシステム論よりみた慢性疼痛のメカニズムの概略図です。急性疼痛の場合は生理システムの乱れが病態の中心であるのは当然ですが、慢性疼痛になりますと、三つのシステムが互いに連鎖し合いながら病態を形成します。

システム論では、原因―結果といった直線的、因果論的な見方をしません。さまざまなシステムの相互間の影響も含めた悪循環の連鎖として把握します。その意味では包括的な病態の把握であり、心身医学的でさえあります。

治療をするときには、最もアプローチしやすく効果が期待できるシステムに焦点を合わせます。疼痛を持続させている悪循環の連鎖を緩和できれば、システムに本来存在している自然治癒力が働くため痛みが消失することになります。

この章と次章にわたり、システム論的な考え方で、慢性疼

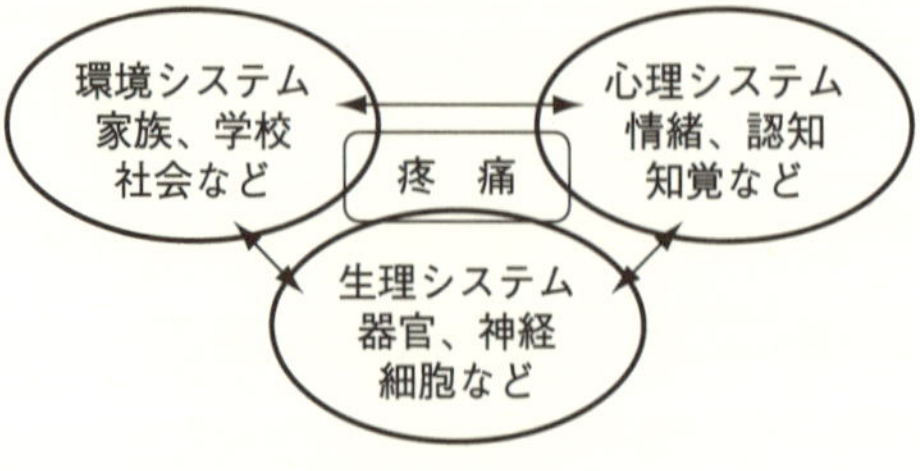

痛みを単に生理的問題としてとらえるのではなく、それを取りまく状況との関係において、全体的、統合的に理解していくことが大切である。

図 8　システム論的な慢性疼痛の理解[1)]

痛について、症例を通してお話したいと思います。初診からその後の経過にわたってお話することになります。

A君の病歴

A君は、中学一年生から19歳の大学一年の現在まで、ほぼ5年間にわたって私が外来で診てきた慢性疼痛の患者です。主訴は後頸部から両肩、両上肢、両大腿部にかけての痛みです。

小学六年の時、サッカーの練習中に転倒し、左後頭部を打撲。その後から痛みが出現してきました。痛みが増強してきたため、整形外科、麻酔科、神経内科など10数軒の病院を受診しています。ある病院の神経内科で心因性疼痛として抗不安薬、抗うつ薬などを投与されたようですが軽減しませんでした。

平成5年、ある大学病院のペインクリニック科で持続硬膜外ブロック、星状神経節ブロック、total spinal block を受けたのですが、一時的な軽快すら得られないため、同大学病院より当科を紹介されました。

家族は両親と姉の四人です。小学生の時、明るくユーモアのあるリーダー的な存在のA君には沢山の友人がいたそうです。両親の話では、手がかからず大変育てやすい子で、がまん強く何事にも熱中しやすい性格だったようです。ただお母さんの話では「お父さんが厳しかったので、息子は自由を束縛されて育ってきたように思います」と話されています。

A君は中学に進学したのですが、痛みのため不登校の状態が続いていました。

家族だけが受診して

初診時、A君は来院せず、両親だけが受診しました。その後は、お母さんと家族、担任の先生に7回会いました。本人に一度も会わないまま約1年が過ぎて行ったのです。

初診時、A君について両親が攻撃的で否定的な感情をこめて話されたのが印象に残っています。お父さんは、「あんなに明るく元気な子どもだったのに。あの子は怠けているのです。意志が弱い。どこも異常がないのに、こんなに痛みが続くはずはない」と話され、お母さんは、「家族が息子を中心に回っています。私も仕事を辞め、息子につきっきりで…。息子は、また検査をされ同じことを言われるだけだと病院に行くことを拒絶します。今日も息子には黙って来たのです」と溜め息をついて話されたのです。

システム論的に考えると

ここで両親に面接をしながら、現在のA君の状況をシステム論的に考えてみました。

直線的思考では、「異常が見つからない」→「息子の性格の弱さが原因」→「心因性」ということになります。その結果、A君は、どこの病院に行っても「異常がない、心因性、気のせい」のように言われ、そのため両親にも理解してもらえないと不満や怒りを抱いているということがわかります。

医師や家族が「心因性疼痛」といった否定的な見方をすればするほど、A君は「気のせいじゃない」といって反発し、さらに病態が強化されていくといった悪循環に陥っています。そのため、A君を援助するはずの家族のシステムとしての機能が働かなくなってしまっていたのです。

これまでは、何事にも厳しいお父さんを中心にした家族のシステムができあがっていました。A君はお父さんの期待に応えて、勉強はクラスでトップ、スポーツもサッカー部のキャプテンとして活躍してきた正義感の強いがんばり屋の小学生でした。それが痛みを契機に、父親には反抗的となって口もきかなくなり、中学に進学した後も不登校が続いています。

お母さんは、そのようなA君につきっきり。しかし、それさえもA君には過干渉になって煩わしくなり、自分の部屋に閉じこもってしまうのです。

今は父親を中心にして機能していたシステムが崩れ、A君を中心にした病理性をもったシステムができ、悪循環が生じて疼痛が持続している病態と考えました（円環的思考と言います）。

初診時の家族への働きかけ

初診時に、正しい家族のあり方（病理）を求めるのではなく、これまでとは違ったあり方（関係性）を見つける援助をするようにします。そのために、私が少し家族の仲間入りをするわけです（家族内システムへの仲間入りをジョイニングと言います）。

私は家族に、「息子さんの痛みの原因は私が一度診察すればわかると思いますよ。身体に痛みがあるのだから、必ず説明できる原因があるはずですから。息子さんは本当に痛いのだと思いますよ」と話し、疼痛には器質的な痛みと機能的な痛みがあって、A君の場合は機能的な痛みである可能性が高く、決して心因性の痛みではないと説明しました。このように説明して家族の理解を得ることにより、A君の痛みに対する家族の否定的な考えを変え、家族システムが肯定的に働くようにしたのです。

両親にはつぎのように話しました。

「A君は痛みをきっかけに、本当の自分を見つけようともがいているのかも知れませんね。そのためには、お父さんを中心にした家族という枠（システム）から抜け出る必要がある。両親の期待に応えるということから、自分が本当に歩みたい道を必死で探そうとしているのではないでしょうか」と話し、お父さんには、「お父さんは息子さんをなんとかして助けたい、元気だったころのA君に戻らせたいというお気持ちで一杯なのですね。これからは少し息子さんとのコミュニケーションの方法を変え、一緒に散歩したり、以前のように魚釣りに行ったりして、言葉でない方法で少しA君と一緒にいる時間をもたれたらどうでしょう。これまでの父と息子から少し進んで、男と男といったそんな関係に」、さらにお母さんには、「これまで手をかけなかった分、仕事を辞めてまでして、息子さんのために愛情をかけてこられたのですね。でも、あまりにも母子の距離が接近し過ぎたため、お母さんもどうしてよいかわからなくなっておられる。自立の道を歩もうともがいているA君にも戸惑いがある。お母さんはもとの仕事に戻られて、少し距離を開けて見守ってあげればどうでしょう」と話してみました。

文献

1)町田英世、中井吉英：心身症の治療（9．家族療法）、心療内科、2：406-464, 1998.

二三、慢性疼痛とはなにか（その四）

前章の続きをお話しします。初診時、A君の両親だけが受診したときに、家族が抱いていた彼に対する否定的な見方を肯定的な見方に変え、これまでとは違った考え方や意味づけを提供しました。このような治療的介入をリフレーミングと呼びます。

A君が来院するまでに、それから一年近くかかることになります。それまでは、両親や2歳年上のお姉さん、担任の先生に会うだけでした。

家族機能の回復

A君が受診するまでは家族と担任の先生に会いました。A君はお姉さんには何でも話します。彼女には、そのまま聞き役になってもらい彼の本当の気持ちを私に伝えてもらうことにしました。担任の先生から私に、A君にどのように接したらよいのか相談したいと連絡もありました。学校という環境システムも治療に関わり始めたのです。

お母さんが来院しました。そして、

「息子が主人とよく話すようになりました。でも、これまでとは逆に私には冷たくなってきて、それから息子は独りでいることが多くなりました」と大変辛そうに話されたので、私はお母さんに、

「息子さんは母親離れを始めたのですね。そしてお父さんとの男同士としての交流が始まったのではないでしょうか」

とA君に起こっていることのプラスの側面を伝えました。A君に会わなくても、肯定的な見方を家族がするようになると、家族の機能が回復し、良い方向に循環し始めたのです。

A君が初めて来院する

A君が初めて来院しました。中学二年生のときです。この日がA君の初診です。両親が「痛みを専門にしている先生がいるから、一度、診てもらおうよ」と彼に話しておいたのです。ぶすっとした不機嫌そうな表情で、彼が診察室に入って来ました。

私は痛みについて詳しく問診してから丁寧に診察しました。予測した通り、A君が痛みを訴えている部位に一致して、強い筋肉の圧痛を認めました。A君には「筋肉性の痛み（筋痛症）」について医学的な説明をし、「A君、この痛みにずいぶん苦しめられてきたんだね。辛かったね」と話しかけると、彼の全身から力が抜け、その顔にようやく笑顔が戻ってきたのです。

「A君、またおいでよ」
「うん、また来ます」
初診はこれで終わりでした。

肯定的なメッセージ

2カ月後に再び彼が来院しました。二度目の診察も身体的な範囲にとどめ、そのかわりにお母さんに、この間の彼の変化について尋ねてみたところ、A君が登校するようになったというのです。給食と休み時間にまず出席。そして、これまで教科書を開こうともしなかった彼が、最近は焦って勉強し始めるようになったようです。今回の受診も、「痛みの専門医に診てもらいに行く」と、自分で希望したそうです。

ある日、お母さんと担任の先生が来院しました（中学の3年間を通じて、二人の担任が熱心に関わってくれました）。

お母さんは、

「息子は、自分で勉強しようという気持ちが強くなっています。また、散歩や家族と旅行に行ったりするようになりました。しかし〝ジョギングでもしたら〟と私が勧めると〝まだわかっていない〟と、すごく反発しました。〝塾にいってみる？〟と言ってみたのですが〝いや、このまま自分ひとりで勉強させて欲しい〟」と話されたのです。「A君は自分の意見をはっきり両親に言えるようになったのですね。せっかくの自主性を尊重しましょうよ」と私は肯定的なメッセージをお母さんに伝えました。

このように、今までとは違った肯定的な意味づけを家族に提供することがポジティブリフレーミングと言います。

システムがポジティブに変化

担任の先生と話したところ、先生は、

「今までは〝学校に来るか〟と尋ねてから、その判断はA君の自主性にまかせてました。最近、〝それでも来いや〟と言ったら来てくれるようになったのです」と。私は担任の先生の「それでも来いや」が素晴らしい言葉だったと思います。この言葉は今でも印象に残っています。「それでも来いや」は「(痛いけれど)それでも来いや」の意味なのです。担任の先生も自分の痛みを理解し受けとめてくれていることをA君は了解したのです。

この時からです。彼が授業に出席するようになったのは。このころ、お母さんの内面にも変化が起こっていました。A君に対する攻撃的で否定的な感情が消え、受容的な発言が多くなっていました。息子との距離を置き、母子関係が客観的に見られるようになると、A君を肯定的に受け入れられるようになったのです。お母さんは深いまなざしで私を見つめ、「この子によって私自身が多くを学んでいます」としみじみ語られたのです。

A君の痛みはどうなったのでしょう。彼は家族に痛みをあまり訴えなくなり、これまで常に手を首に当てていたのがなくなったそうです。疼痛を介したコミュニケーション、いわば病理性をもったシステムに変化が起こり、家族システムの変化とともに、連鎖的にほかのシステムにも変化が起こったのです。

お父さんへの反発

ある日、A君が来院して、出席日数の確保に努力していることと、父親への不満を訴えました。父親の生き方に疑問を持ち始めたのです。痛みは試験中は勉強に集中していたので感じなかったが、終わった後に強くなり気が狂いそうだったこと、とにかく休まずがんばったことなどを話し、

「学力試験が悪く焦ります。これでいいのか、これでいいのかと自分を責めてしまうんです」

と私に訴えました。私が、

「こんなに痛みがあるのに驚くほど頑張ったじゃないか。自分に厳し過ぎないかなあ」

と彼に話したところ、「この位厳しくしないと僕はだめになってしまいそう」と辛そうに

語ったA君に私は、「こんなに痛みがあるのに頑張った自分にご褒美をあげようよ」と伝えました。

……お母さんにも話を聞きました。

「本人から"塾に行きたい、学費は自分で支払う"と言うのです。それから主人への反抗が強くなりました。サラリーマンには絶対にならないと。少しずつ自立の道を歩んでいるようです。でも、ながめていることが一番しんどい仕事ですねえ」と。

A君の内面の変化

A君は、高校に進学するかどうかを決めかね、「今の僕には羅針盤が必要なんです、痛みがあるのに高校に行けるかどうか自信がまったくない。進学するかしないか…」と話しました。

A君と話していて、私は彼の思考パターンが「all or nothing」で、常に「must」と「should」を使っていることに気がつき、そのことを彼に伝えました。

私はA君に「イエス」と「ノー」の間に、いくつもの考え方があり、とにかく高校に入学して、それから考えてみるという方法もあることを伝えました。彼は「なるほど、なるほど」とうなずき、

「"イエス"と"ノー"の間に、中間の考え方があるのですね」と言って納得したようでした。

A君は人生の早い時期に、いろいろな人との深い出会いによって、内的な変化がたゆまず続いています。なかでも家族との深い出会いに支えられ、彼自身と出会い始めたのです。「からだの痛み」から「こころの痛み」にシフトしつつある、私には、そのような気がしました。

両親はA君について、

「私たちは見守っています。いずれ変化していくと思います。現在は体の痛みとして家族が扱うことでコミュニケーションが可能です」と。

A君はその後、高校に入学しました。それも入学の難しい受験校です。私も家族も心配でした。彼が果たして卒業することができるのだろうかと。

それからは一年に1~2回ほど本人か家族に会うだけでした。なんとか高校生活を送っているようです。

彼が再び来院したのは高校三年のときでした。そのとき、彼の内面にさらに大きな変化が起こっていたのです。

初診の心得が治療の経過にまで及んでしまいました。でも「一期一会」という言葉があります。「再来も初診の心得で」を私はモットーにしています。

二四、慢性疼痛とはなにか（その五）

慢性疼痛の患者A君について話を続けます。

「もし痛みがなかったら」

A君が一年ぶりに来院しました。彼が高校三年の時でした。彼は、受験に悩んでいたのです。

「もし痛みがなかったら、今どうしているだろうね」と久しぶりに来院したA君に私は尋ねてみました。A君は私の目を真直ぐに見つめて、「サッカーを必死でしていたと思います。今は痛みがあった方がよかったと思う。痛みとの闘いで自分を発見できたと思うから」と答えてくれました。また、つぎのようなことを断片的に語り始めたのです。

「自分に正直に生きたい」

「これまでは、心と体を切り離して考えていました。今は二つが一緒であることがわかります」

「このまえテレビで、エイズやがんに罹患しながらも、自分に正直に精一杯生きている人たちのドキュメンタリー番組を観ました。彼らの顔がすがすがしかった。僕もあの人たちのように自分に正直に生きたいのです」

「福祉の仕事がしたい。入院中に車椅子に乗って、初めて皆から見下されている体験をしました」

「けど痛みが僕にプラスだったと受けとめられる反面、やっぱりマイナスのものだといったジレンマがあるんです。高校に行くときまでは、負けたくない、絶対に見返してやるという気持ちが強かった。今はとにかく周囲の目よりも自分に正直に生きたい」

「ただ明るく振る舞っている学生を見ていると、彼らは目標も意味もなく大学に進学していくのがわかるのです。担任に進学のことを相談すると、〝おまえ大学にいかんで何するねん〟と言われてしまいました。

セルフコントロール

「考え方が変わり色が変わってきました。真っ黒から灰色、そして〝ぼやーっとした色〟。高校受験の時は真っ黒で、痛みがあっても足を踏んばっていました。今は痛みに合わせて、痛みと相談して勉強しています」

「痛みが軽いときに原因があるんじゃないかな。軽いときにやり過ぎていないかい」と私は彼に尋ねてみました。彼は何度も〝なるほど、なるほど〟といった風にうなずきましたので、「どうしてうなずいたの」と聞き返すと、

「痛みがあるからセルフコントロールできていることに気がついたから。もし痛みがなければ、きっとやり過ぎてしまう、僕は」

痛みがあることで、A君は自分自身の考えや生活や行動をセルフコントロールできる能力を身につけたのです。

弱者の立場に立つこと

「父は心に痛みのある人や弱者の立場に立てない人。僕は痛みで苦しんできたから、障害者の人、病弱な人、苦しんでいる人の側に立てるようになった」

と、A君は今の心境を語ってくれました。

「僕と父の考えはまるっきり違う。父の考えは僕には受け入れられないことがはっきりしました。僕は福祉系の大学に進学したい…」

「家族や多くの人たちに支えてもらい感謝しています。自分にも〝よくやった〟と褒めてあ

げたい」

痛みからのメッセージ

A君は、福祉系の大学を受験したのですが失敗し、浪人生活に入ることになりました。

それから一年がたち、昨春、一年ぶりにA君とお母さんが来院しました。彼が志望していた福祉系の大学に合格したのです。もう痛みは消失していました。しかし、A君は痛みを大切にしていくのだと話してくれました。

お母さんが涙ぐみながら、

「昔は家族が町を歩いていると、〝○○組が歩いているようね〟とよく友人から言われたものです。主人も家族を〝自分の色に染めようとしていた〟と考え込んでいるようです。主人の父親も、反抗できないほど厳しい人だったようです。主人は本当は教師になり、社会科の先生になりたかった。でも父親の勧めに従って、今の会社に就職しサラリーマンになったようです」

と話されました。お父さんも本当は社会に関わる仕事をしたかったのですね。

A君の痛みとの闘いは、世代を越えて「父なるもの」に反発し乗り越えるために、なくてはならないものだった。A君が本当の自分を生きていこうとするプロセスだったと私は思っています。

彼は痛みを拒絶せずに受け入れていった。受け入れることで、弱者の痛みを受けとめ、彼らの立場に立てるような道を歩み始めた。痛みは身体の痛みでしたが、A君と家族それぞれの心の痛みでもあり、魂の痛みでもあったと思うのです。A君の家族の一人ひとりの内面が成熟していったように感じます。A君もお父さんの心の痛みをいつか理解し受け入れられるときがくるでしょう。

「子どもを育てることって本当に大事業だし、それはもう創造ですね。見守ることが一番辛かった。けれど…私も主人も見守ることができるような人間として成熟したように思います」と言って、お母さんが目を潤ませて語られたのが、いつまでも印象に残っています。

痛みはこれまでのA君の家族のシステムを崩壊させましたが、新たな家族システムを創造しました。痛み（病）はA君とその家族への「メッセージ」だった、私はそのように考えています。

痛みとは情動体験である

国際疼痛学会（1986年）で、「痛み」の定義が「痛みとは組織の実質的あるいは潜在的な傷害に結びつくか、このような傷害を表す言葉を使って述べられる不快な感覚、情動体験である」と統一されました。痛みの強さは、その組織損傷の程度に比例するという考えは通用しなくなり、知覚体験と同時に、不安、注意集中、抑うつなどの情動体験であるという点に注目すべきでしょう。

慢性疼痛の場合には、痛みは生理的因子とともに、心理的、行動的、社会的な因子、さらに神経ホルモン、化学的因子の合成により生じています。これまでのように、慢性疼痛を器質性か心因性かの二つに区別することは無意味なのです。明らかな器質的疼痛も、慢性疼痛の場合には total pain として把握されなければなりません。

痛みの研究そしてペインセンター

慢性の痛みの研究および臨床の進歩は、①ゲート・コントロール理論と中枢性パターン生成理論、②生体内モルヒネ様物質（エンドルフィン）の発見、③学習理論の臨床的応用（慢性疼痛に関するオペラント条件付け理論）の三つの大きな流れに集約されます。

なかでも「ゲート・コントロール理論」は痛みの研究や治療に大きく貢献しました。ゲートの開閉が中枢のコントロールを受け、それまで疼痛の科学的研究の対象から除外されてきた情動、認知、動機づけといった心理的要因が、疼痛理論の中心に組み込まれました。彼らの考えは、これまでの解剖・生理学的な知識と心理学的知識および心理学的研究による知見の統合という試みだったといえます。

学習理論の臨床的応用も「ゲート・コントロール理論」と同じく重要です。疼痛行動は痛みの期間が長くなるほど強化され、身体的な治療には反応しなくなります。痛みが慢性化するにつれて、痛みという刺激に対する反応様式が、コミュニケーションとして機能し始めるため、治療の要点は痛み中心の生活や人生から、痛みがあるが、それにとらわれず、これまでよりも豊かな生活と人生が送れるといった痛みに対する認知や態度の修正と変容に移ります。

そのため、痛みに関わる分野の医療の専門家が集まり、治療スタッフが、痛みを生体システムだけでなく生体をとりまく家族や職場といった大きなシステムの異常としてとらえ、疼痛への処置（薬物、神経ブロック、レーザー療法など）や患者の疼痛行動を、全体の治療の中でどのように位置づけし構造化していくかを検討できる「場」の存在が必要になります。

米国では１９８７年には、集学的治療を行うペインセンターが１０００カ所もありました。わが国には一つもありません。わが国にもペインセンターの設立が早急に望まれます。

A君の治療をしながら、強くこのことを感じました。

二五．アトピー性皮膚炎の患者に出会ったときに

最近、私たちの心療内科にアトピー性皮膚炎の患者の受診が増えています。その多くが10代から20代の若者です。アトピー性皮膚炎は慢性蕁麻疹、円形性脱毛症などとともに代表的な皮膚科領域の心身症です。

診察するたびに、彼らが表面的には把握できない深い心理的な問題を抱えているのがわかります。しかし、それだけではありません。ここで心身症の定義を思い出してください。

「心身症とは身体疾患の中で、その発症や経過に心理社会的因子が密接に関与し、器質的ないし機能的障害が認められる病態をいう。ただし神経症やうつ病など、他の精神障害に伴う身体症状は除外する」（アンダーラインは著者）が定義です。往々にして、私たちは病気になったことによって生じるであろう二次的な心理社会的因子の関与を忘れがちです。それが「経過に…」なのです。

「経過に…」

思春期や青年期の患者は皮膚所見のために外出をためらったり、内向的になり家族や友人から孤立して自宅に閉じこもるといった行動が起こります。当然ですが両親は心配になり、なんとか治してやりたいと病院や民間療法めぐりをするために、母親と患者の接触する時間が長くなってしまいます（親子の距離が接近する）。

その結果、まだ解決されていない母子間の独立と依存といった問題が再現され、患者は（もちろん母親も）葛藤状況に陥ります。

患者は痒いため、また葛藤状況により生じるいらいらのため皮膚を掻きむしります。患部を診ますと、アトピー性皮膚炎そのものよりも掻くことで感染が加わっていたり、皮膚炎を増悪させているのが皮膚科医でない私にもわかるほどです。

母と別居して軽快したA子さん

A子さん。20歳の女子大生です。やはりアトピー性皮膚炎のお姉さんとの二人姉妹。お母さんと一緒に受診したのですが、彼女ひとりで診察室に入ることを希望しました。ずいぶん堅い表情です。感情の表現にためらいがあり、問診や面接にも淡々と答えるだけでした。

中学生のころから軽い症状があったのですが、大学生になったころから増悪してきたようです。しかし、今はアトピー性皮膚炎は軽くなっています。その理由について彼女に尋ねてみたところ、「家を出て母と別れて暮らしているから」とぶっきらぼうな答えが返ってきました。

「母といるといらいらして、思い出すだけで腹がたってくる。私の病気は母が原因なんです。別居してあれだけひどかったアトピーが、よくなってきたのですから。今は母がたまに尋ねてくることが嫌なだけです。母が帰ったあとにアトピーの症状が強くなり、掻き続けなければならないんですもの」

皮膚には紅斑、丘疹や落屑は認められませんでしたが、それでも彼女の全身は象の皮膚のように乾燥して硬くなっていました（苔癬化局面）。

待合室での母と子

ナースが私に、そっとメモを渡してくれました。待合室で、A子さん親子は遠くに離れて座っていたというのです。

私はお母さんに面接したいので退室して欲しい旨、A子さんに了承を求めました。うなずいた彼女が退出したあとにお母さんが入ってきました。お母さんは大柄でふっくらとした穏やかな人でしたが、その表情は悲しみと苦痛に満ち、私の前に座ったとたんに彼女の目から涙が溢れてきて、「私は娘に嫌われています…。いいえ…憎まれています…」と、呻くようにお母さんはA子さんのことを語り始めたのです。

二人の姉妹

「姉は幼いころからなんでも話す子どもでした。けれど姉の方はアトピー性皮膚炎が早くから発症したので、ずいぶん手がかかりました。A子は幼いころはアトピーがなく、姉と反対になんでも自分でしてしまう子どもでした。姉のように甘えることもありませんでしたねぇ」

「中学生になるまでは本当に明るい子で、なににでも挑戦するそれは活発な子どもだったのですよ」

「A子がアトピー性皮膚炎を発症するようになってから、こんどは長女よりもA子のことが心配で食事や生活に気を配るようになり、干渉するようになってしまったのでしょうか」

「お母さんはA子さんが心の底からあなたを憎んでいるとお思いなのでしょうか?」

とお母さんに聞いてみました。

「一緒に住んでいたときのあの子の冷たい恐ろしい表情を見ていると、そう思わずにはいられません」

「でもお母さん、A子さんは家族以外の人たちにはどうなのですか。お母さんに対するのとおなじなのでしょうか」

「それがまったく正反対なんですの。A子は幼いころから明るくていい子だと人様からは思われているはずです。でも、大学に入ってからは親友がいなかったと思います。広く浅くつき合っているようです」

A子さんの内面の葛藤

私はお母さんの話を聞きながら、つぎのようにA子さんの内面の痛みを理解しました。

A子さんは無意識ではお母さんに愛されたい、思い切り甘えてみたい。けれどもそのような気持ちが強くなればなるほど、彼女の葛藤（独立と依存の葛藤）も強くなるのです。

お母さんの彼女への距離が狭まるほど、A子さんの葛藤は強くなります。20歳の彼女が素直にお母さんに甘えられるでしょうか。できない、そう思います。彼女は自立して、自分というアイデンティティをもっていなければならない年齢だからです。

彼女の葛藤は内面での目に見えない巨大なストレスとなっているはずです。葛藤を解消するために、A子さんは母親を憎み攻撃して心のバランスをとろうとします。母親への憎しみは愛の変形なのだと思うのです。

あとで述べますように、彼女の内面に生じるストレスはアトピー性皮膚炎を悪化し、いらいらと怒りは、皮膚を掻きむしる行動へと習慣化していったわけです。

私はお母さんに、A子さんがお母さんを愛しているからこそ憎しみを向けている理由を理解してもらいました。私の話を聞いてお母さんはようやく納得し安心されたようです。

A子さんは内面の葛藤や、これまでだれにも向けることのなかった攻撃性を必死で抑えているのです。彼女の外面と内面のギャップ。このように心理的に深いストレスは、しばしばこのような形をとります。もちろん本人はこのことに気づいていないのです。

だから、お母さんと別居して、内面の葛藤すなわちストレスが和らぎ、アトピー性皮膚炎も一時的に軽快したのだと思います。

お母さんに退室してもらい、A子さんを診察室に呼び、彼女に心療内科で治療を受ける気持ちがあるかを聞きました。彼女はきっぱりと〝あります〟と答えてくれました。彼女は自分の病気の心身相関に気づいていたのです。

情動とアレルギー反応

近年の神経科学の成果によって、アレルギー反応の引き金として重要な肥満細胞がサイトカインや知覚神経末端に多数存在するサブスタンスPなどの神経ペプチドにより遊離されること、知覚神経末端と肥満細胞との間に密接な連絡があることが明らかになってきました。また中枢と免疫系との間に密接な関係があることも明らかになりました。リンパ球の機能やアレルギー反応の条件づけについての研究が進められています。肥満細胞からのヒスタミンの遊離が、抗原がなくても条件刺激だけで引き起こされることがわかってきたのです。P.J.Burns（1986）は神経末端の神経ペプチドが肥満細胞のヒスタミンなどを遊離し、アレルギー性の炎症反応を増幅させるという仮説を提唱しています。

このような基礎医学の研究の進歩によって、アトピー性皮膚炎などのアレルギー疾患の発症や経過に心理社会的因子が影響を及ぼすことがわかってきたのです。

A子さんは大学で美術を専攻し将来は画家志望です。明るく活発でどんなことにも挑戦していたA子さん。今は怒りや憎しみといったこれまでとは正反対の感情を表に出せる体験をし始めているのではないでしょうか。このような否定的な感情を、うまく建設的に出せるようにサポートしていかねばなりません。正反対の二つの自分が彼女の内面のなかで統合されるとき、自分自身の人生を生きぬいていくでしょう。将来、画家としての創造的な仕事をしていくためにアトピー性皮膚炎はなくてはならない試練だと思うのです。

参考文献

永田頌史：情動とアレルギー（久保千春編：心身医学標準テキスト、pp 42–48, 医学書院、1996.）

二六、高齢者の過敏性腸症候群患者に出会ったときに

過敏性腸症候群は、英語でIrritable bowel syndromeといい、頭文字をとり略してＩＢＳで世界的に通じます。腹痛を伴う便通異常で、下痢型、便秘型、交替型（下痢と便秘をくり返す）の3型に分けられる腸管の機能異常による病気です。

最近は消化管の機能異常を消化管運動機能異常（Functional gastrointestinal disorders）と呼ぶようになり、下部消化管の代表が過敏性腸症候群（ＩＢＳ）です。ちなみに、上部消化管の代表が、Non-ulcer dyspepsia（ＮＵＤ）、またはFunctional dyspepsiaと呼ばれています。

欧米では、ＩＢＳは胃腸症状を訴え医療機関を受診する患者のなかで最も多い病気であると言われています。以前は過敏性大腸症候群と呼ばれ、昔は大腸神経症とも呼ばれていました。昔よく、慢性大腸炎、大腸カタルと言われていたものの多くは過敏性腸症候群です。今でも、過敏性大腸炎と病名に書かれる医師がおられます。

過敏性腸症候群様の症状のある人は、米国では一般人口の約20％とも言われていますが（厳

密な診断基準をもとに調査すると、このパーセンテージは下がります）、そのうち医療機関を受診する人は10〜20％に過ぎません。また、ＩＢＳを診断できる内科医は約30％に過ぎないとも言われています。

疾患（disease）としてはＩＢＳは軽症なのでしょうが、病気（illness）としては、これからお話しします患者のように苦痛の強い重症な症候群です。

消化器科や胃腸科を受診する人の中で最も多い病気で、最近、世界的に注目され、10代から30代にかけて多い病気だったのですが、ここ10数年ほど前より定年後の60歳以後に増加しています。しかも、この年代のＩＢＳは治療が非常に難しいのが特徴です。

老紳士Aさん

夫人と一緒に診察室に入ってこられたAさんは、72歳の華奢（きゃしゃ）な体つきの上品な老紳士です。銀行マンで頭取まで勤めた人のようです。

5年前に定年になってから、腹痛と腹部の不快感と残便感を伴う下痢が続いています。下痢と腹痛はかかりつけの医師の処方によって軽くなったのですが、腹部の不快感と残便感だけはとれず来院されました。医師より過敏性腸症候群と診断されています。

この年代のＩＢＳは、とくに器質的疾患の除外が必要ですが、Aさんは何度も逆行性大腸透視や大腸ファイバースコープ検査などを受け異常がなかったそうです。

Aさんは真面目で責任感が強く凝り性で、仕事でも趣味でも、とことん極めないと気が済まないタイプの人でした。そして、今は症状にこだわり、とらわれてしまう毎日が続いています。症状が生活の中心になってしまったのです。

気落ちした毎日が続いています。

「僕は70歳までは生きられない」

「この症状さえなかったら、どんなに楽しいでしょう。定年後に、あれをしよう、これをしようといっぱい計画を立てていたんです。それがこの症状のために何もできなくって…」

Aさんは打ちひしがれたように話されました。つき添ってこられたふくよかで元気そうな夫人が、

「主人は若いころから胃腸の弱い人でした。そのためでしょう、結婚した当初から、『僕は70歳までは生きられないよ』とくり返し話しておりましたの」

とAさんとは対照的に明るい声で話されたのが印象的でした。

「若々しい身体ですね」

Ａさんの診察を始めました。

彼の皮膚は大変若々しい。脈を診ますと血管も柔軟性があり、心音は柔らかな音で、動脈硬化の進行が非常に少ない。血圧もまったく正常です。爪を診ますと半月の部分がくっきりと大きく、細胞分裂が盛んで老化が進んでいない所見が見られます。

ちなみに、かかりつけの医院で検査を受けた血液検査の結果は、まったく正常だったようです。

それなのに「自分は体が弱く長くは生きられない…」とＡさんの不安は頂点に達していたのです。

「あなたの診察をしましたが、年齢よりもずいぶん、若々しい身体ですね。どうしてなんでしょう」と私はたずねてみました。Ａさんは不思議そうな顔をして、

「そんなはずはありません。私は若いころから胃腸が弱く、身体もこんなに細身ですから」

「でもこれまで、これといった病気もされていないし…」

と私はもう一度、問いかけてみました。すると、ふくよかな体つきの夫人が、

「そう言われればそうですわ。私の方がコレステロールの値も血圧も高いから、ずっと治療を受けていますわ」

私が、「Aさんはタバコを吸いますか」と聞いてみますと、

「いいえ、タバコを吸うとすぐ下痢するものですから若いころにすぐに止めました」

「お酒はどうですか」

「お酒はだめです。翌日に必ず調子が悪くなるので、まったく飲みません」

「そのほか症状に影響するものは何なんでしょうね」

「脂っこいものが若いころからだめなんです。だからいつも和食のあっさりした食事でした。少しでも悪いものを食べると、同じものを食べた人がまったく大丈夫なのに、私だけは直ぐに下痢をしてしまうんです」

（ニコチンは平滑筋に作用し機能を亢進させます。アルコールも脂肪食もＩＢＳの増悪因子です）

「一病息災」

診察をし終わった後に、Aさんの身体が年齢に比べて、動脈硬化の進展も少なく、同世代の人たちより、はるかに若々しい身体であると説明しました。

「Aさん、あなたはどうしてこんなに若々しい身体でおられるのでしょうね。採血の結果を見ても、コレステロールや中性脂肪、血糖、尿酸の数値もまったく正常ですし、心電図ももち

ろん正常です。それに70歳までは生きられないと若いころから口癖のように言っておられたのに」

「たばこも吸われないし、飲酒もされない。脂肪食も控えてこられた。だから病気にもならず、動脈硬化などの老化の進行も少なかったのではないのでしょうか」

と私が話し始めると、Aさんは急に目を輝かせて、

「先生、それ、一病息災ということですね」

と大発見でもしたように驚いた様子で話され、それまでの打ちひしがれた彼の表情は一変して明るく輝き始めたのです。

「発想を180度転回すれば」

「そうです。それです。私の言いたかったのは。過敏性腸症候群はAさんにとって宝物だったと思うんですよ。電気製品で言えばサーモスタット。サーモスタットがない電気製品だと大変なことになるでしょう。加熱によって本体が壊れたりして」

Aさんは、さらに目を輝かせて

「そうだったんですね。発想を180度転回すればよかったんですね！」

「この症状が私の生活の真中にいたんですね。症状を中心にすべてが回っていましたよ」

そこで夫人がこんなエピソードを話されました。

「定年になるまでは、ときどき胃腸の具合が悪いと言っていましたが、別に気にする様子でもなかったんですよ。定年後に症状が強くなって毎日気にしていたのですが、ある時、息子に心配事が起こったことがあったのです。それにかかりっ切りになっている間の数カ月間は、まったく症状のことを言わなかったんです」

病気は宝物

Aさんは病気が生活の中心になるほど症状にとらわれてしまっていたのですが、息子さんの心配事が生活の中心になると、症状は片隅に追いやられ、忘れ去られていたことがわかったのです。

「Aさん、この病気はあなたにとって宝物ですから、人にとられないように大切に金庫の中にしまって鍵をかけておきましょうね」と私は話しました。夫人が、「先生、180度考えを変えるというたったこんなことで、こんなに人は明るく元気になるものなんですね。これができなくて、5年も苦しんでいたなんて…」

Aさん夫婦は顔を見合わせ、ほっとした表情で微笑まれました。「病気の意味」していたことが分かられたのです。二人は何度も感謝され、肩を寄せ合い診察室を後にされました。

参考文献

中井吉英：高齢者の便通異常〜心身医学的アプローチ、老年消化器病、2：141-146, 1989.

二七．胸痛患者に出会ったときに

心療内科に狭心症や心筋梗塞のような急性の胸痛で受診する患者はめったにいません。それでも私は、心療内科を研修する若いドクターに、「心筋梗塞でも吐血でも、初期の対応ができなければ心療内科医ではない」と常々話しています。

原因の分からない胸痛として心療内科を受診する場合が最も多いと思います。紹介状の多くは、「心臓神経症」になっています。けれども循環器の専門病院や専門科で十分な除外診断が済まされていますので安心です。この点は本当に助かっています。それでも紹介して頂いた先生には申し訳ないのですが、見落しがないかどうかを自分の目で確かめる習慣をつけています。

心療内科を受診する胸痛で、多い疾患を**表4**にあげておきます。また、消化管のガスペインの疼痛自覚部位を**図9**に示しておきます。

それでは、60歳の女性、Aさんについてお話することにします。もちろん主訴は胸痛です。

表 4　心療内科でよく出会う胸痛

A．Non-Cardiac Chest Pain（NCCP）
　1．Esophagus（食道）
　　1）Diffuse Esophageal Spasm（びまん性食道けいれん）
　　2）Nut-Cracker Esophagus
　　3）GERD（逆流性食道炎）
　　4）Esophageal Achalasia
　2．Stomach & Intestine（胃・腸管）
　　1）Aerophagia（空気えん下症、胃心症候群）
　　2）Splenic Flexure Syndrome（脾彎曲症候群）
　　3）Hepatic Flexure Syndrome（肝彎曲症候群）
B．Panic Disorder（パニック障害）
C．Intercostal Myalgia（肋間筋痛症）
D．Gastric Ulcer（胃潰瘍～体上部）
E．Syndrome-X

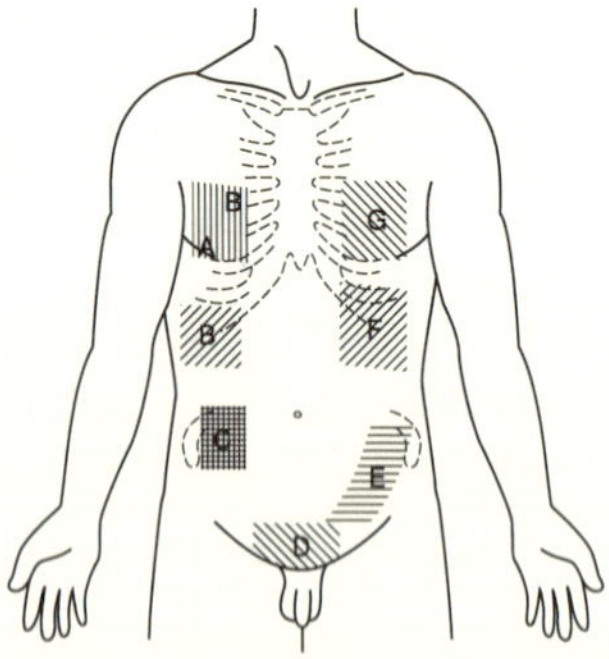

図 9　腹部の心身症の疼痛の場所（**Palmer** による）

A．
B．} Hepatic flexure syndrome
C．Cecal gas and mechanical syndrome
D．Inflammatory sigmoid diseases
E．Irritable colon syndrome
F．Splenic flexure syndrome
G．Gastrocardiac syndrome

二種類の胸痛

Aさんの主訴は前胸部の持続性の鈍痛と左胸部の刺すような疼痛です。もちろん前医で、心電図、運動負荷心電図、ホルター心電図、心エコー、冠動脈造影などの検査が行われ異常がありません。消化器科でも胃内視鏡検査、腹部超音波検査、逆行性大腸透視など異常なしでした。それでも数日に一回、胸痛発作が起こるとのことでした。

一年半前、喀血し結核を疑われ、呼吸器専門病院に2回入院。胸部レントゲン検査や喀痰検査、気管支鏡検査を受けたのですが、気管に点状の出血を認めるのみで異常がありませんでした。胸痛が起こり始めたのはそのころからです。

問診で分かったこと

問診をしながら、Aさんが時折、変な咳を頻回にするのに私は気がつきました。

「Aさんどうしてそんな咳をするのですか」

と尋ねてみましたところ、Aさんは、

「喉の奥にいつもなにかが引っ掛かっているような違和感があるから、つい咳をしてしまう習慣がついてしまったのです」

と答えました。

「Aさん、ひょっとすると、蓄膿（慢性副鼻腔炎）にかかったことはありませんか」と尋ねたところ、やっぱりそうでした。耳鼻科で治療を続けていたのですが、喀血をしてから治療を中断していたのです。

でもそれだけではなさそうな咳です。問診をさらに続けたところ、若い頃、偏頭痛や強い生理痛があり、現在も過敏性腸症候群の交替型と思われる便通異常が続いていることが分かりました。

Aさんは全身の平滑筋が過敏な体質のようです。気管も平滑筋でできていますから、気道も過敏になっているのです。喉の違和感があるので、生唾を飲み込まないかどうかも聞いてみましたらその通りでした。喀血するまで喫煙していたことも分かりました。

Biomedical model

さあ、Aさんの胸痛をどのように考えればいいのでしょう。Disease（疾患）としては重症ではありませんがillness（病気）としては重篤です。だからAさんというpatientに焦点を当てなければ、たとえ原因が分かったところで治療には結びつかないでしょう。

これまでの医学・医療は、ニュートン力学的科学性を備え、客観性、再現性、普遍性を重視しますから、原因―結果といった直線的思考にならざるを得ません。個々の要因の関係性や個別性、個人の心理や社会的要因、人間性といったあいまいな情報を切り捨てなければbiomedical model は成立しません。

Aさんのような患者はbiomedical model では診断や治療が不可能です。精神科にAさんが受診すれば、Generalized Anxiety Disorder（全般性不安障害）という診断がつけられると思います。ICD-10やDSM-IVのWHOや米国精神医学会の診断基準で診断していきますと、患者をclear cut に分類できますが、治療にはなかなか役にたちません。その理由は原因―結果といったbiomedical model が考えの基本にあるからだと思います。

Aさんの病態を考える

Aさんの胸痛の病態を、まずbiological な面だけに焦点を当て、それぞれの要因の関係性について、つぎのように考えてみました。

①慢性副鼻腔炎→咽頭部の違和感→意識的な咳嗽→習慣性咳嗽→肋間筋の筋痛→前胸部痛（肋間筋痛症）

②慢性副鼻腔炎、喫煙→慢性気管支炎→咳嗽→肋間筋の筋痛→前胸部痛

③咽頭部の違和感→生唾のえん下→空気えん下→胃胞の拡張あるいは脾彎曲部のガス貯溜→左前胸部痛（脾彎曲症候群、胃心症候群）

心理社会的要因との関係性はどうでしょう。Aさんは、

「喀血して救急車で2回病院に運ばれ検査を受けたのですが、なにも異常がないと言われ余計に不安が強くなり、また喀血したらどうしよう…。父が10数年前、肺がんで入院していたとき、私が看病に当たりました。何度も大量の喀血を見てきましたから、そのときの光景とともに父の苦しむ声が頭から離れないのです」

「夫が今年になって大動脈瘤で2回の手術をし、私がつき添ってまいりました。主人も胸痛を訴えていたものですから、私自身の胸痛とダブってしまって」

Aさんが自分の胸痛に対して不安で過敏になるのは当然だと思います。このような状況がbiological な要因に増強因、持続因として関係しています。

それからどういうわけか、娘家族との葛藤がAさんにはありました。どこか心のなかでは頼っているのですが、実際は娘さんに弱音や愚痴を言ったことがなく、夫も病気なので、Aさんをサポートする人がいなかったのです。そのような心細さも不安に関係していました。

診察による病態の検証

Biological な要因について診察で確認していきます。問診による仮説が正しいかどうかと、診察しながら説明し、病態をフィードバックしてAさんの不安を取り除きつつ信頼関係を築く

プロセスです。

やはり、少量の薄い黄色の鼻漏が咽頭部で確認できました。胸部の聴診で両肺下葉に moist rare が聴取されます。両方の肋間筋の圧痛が著明です。それから腹部の所見では胃部と脾彎曲部にガスが貯溜し tympanitic です。また下行結腸に沿って強い圧痛を認めました。これで先ほどの①〜③の病態が確認できたわけです。

つぎは症状の再現です。Aさんの両方の肋間筋を私の指で押さえて咳をしてもらったところ、「先生、この痛みです」と強い前胸部痛を訴えました。つぎに仰臥位で左季肋部から手を差し込んで脾彎曲部の腸管を押さえたところ、左胸部に強い痛みを再現させることに成功しました。診察をしながらその場でフィードバックできたので、Aさんが安心されたのは言うまでもありません。心理社会的要因との関係性を理解でき共感できてこそ、よいフィードバックができるはずです。

Aさんがもし肺がんであれば、医療スタッフにも家族にも受け入れられたでしょう。医師は患者本人にも家族にも受け入れられるような説明をすることが必要だと思います。そのことで患者をまるごと accept でき、医師患者関係を築くことができるのですから。

二八、もう一度、胸痛について

前章で、胸痛を訴える患者についてお話しました。この章でも心療内科を受診する頻度の高い胸痛について、もう少し詳しくお話します。

びまん性食道けいれん

狭心症と非常によく似た症状で起こるのが、びまん性食道けいれん（Diffuse esophageal spasm）です。胸骨下部あるいは心窩部から始まり胸骨の裏を上行して顎に突きあげるような疼痛です。食事や運動との関連がないのが特徴ですが、ほとんどの患者が循環器科を受診します。心電図では異常ないのですが、食道の下部（Lower esophageal sphincter：ＬＥＳ）三分の二は平滑筋からなっており、ニトロール舌下錠が効くために、狭心症と誤診されやすいのです。

心臓神経症やヒステリー球（Globus hysterica）と誤診されることもしばしばです。この病気は、Functional gastrointestinal disorders の1つです。原因が分からないまま胸痛をくり返すので、多くの患者は強い不安を抱いています。ストレスが直接的な引金になることは、私の経験では少ないと思います。

まず、冠動脈疾患との鑑別が必要ですが、最終的な診断は食道内圧測定によって行います。抗コリンエステラーゼ剤（edrophonium など）を負荷して症状を誘発させた際に、食道内圧波形に、けいれん性収縮波が認められれば確診できます。食道内圧を24時間モニタリングするという診断方法もあります。私が経験した患者は食道透視をしている最中に「あ！先生この痛みです」と実によいタイミングで症状が出現し、透視下で食道けいれんが確認できました。病態をよく患者に説明して頓服にニトロール舌下錠を渡しておきますと、不安がなくなり軽快していきます。

病歴を詳しく聞きますと、本症は発症前に心身の過労や不規則な生活に陥っている人が多いようです。

狭心症様の症状がありながら心臓に異常を認めない症例を総称してＮＣＣＰ（Non-cardiac chest pain）といいますが、食道内圧測定で蠕動波高が著しく亢進している Nutcracker esophagus と呼ばれる食道運動機能異常もあります。このような食道の機能的疾患があるということを胸痛の患者に出会ったとき、念頭に置いておくことが大切です。

食道アカラシア

この疾患も前胸部の絞灼感や疼痛といった症状を訴えます。ただし食事と関連して症状が出現しますので冠動脈疾患との鑑別は容易です。食道胃十二指腸透視をするときに抗コリン薬を注射して検査すると、軽症の場合に食道アカラシアの所見が消失してしまいます。本症が疑われる場合には抗コリン薬を注射しないで透視をしますと診断は容易です。

食道アカラシアは代表的な消化器系の心身症です。発症前に心身のストレスや多忙があり、早食いの習慣のある人が多く認められます。私の出会った患者に、5年間、心因性嘔吐(Nervous vomiting)や心気症として精神科で治療を受け、軽快しないため失業した人がいました。確かに症状の訴え方だけから判断しますと心気症と診断されても仕方がないと思いました。けれども、強制噴門拡張術をした後、食べ物の通過がよくなりますと、心気的な訴えがなくなったのです。ゆっくり食べること、規則正しい生活をすること、固形物を控え柔らかい物を食べること、自律訓練法（AT）を修得してもらい、食前のATによりリラックスした状態で食べることを指導しました。ATをした時としない時、はやく食べた時とゆっくり噛んで食べた時の米飯バリウムを用いた食道透視をビデオにとって見せ、その際の食道の通過の違いと症状との関連を患者にフィードバックしました。

このような方法により、患者の不安は消失し、健康な行動と習慣を維持しようと努力し始めます。その結果、他の習慣も連動して健康な方向に進み始めます。

胃食道逆流症

胃食道逆流症（Gastro-esophageal reflux disease：ＧＥＲＤ）は、胃の酸性内容物が食道に逆流し、胸痛やむねやけ、呑酸などの症状を引き起こす病態です。逆流性食道炎を起こしている場合は内視鏡検査で診断ができます。しかし、症状がありながら内視鏡所見の乏しい症例では、食道内24時間ＰＨモニタリングが有用です。

滑脱型食道裂孔ヘルニア

20数年前、夜間に起こる原因不明の胸痛を訴える60歳代の男性患者に出会ったことがあります。いくつかの大学病院の循環器科や消化器科に入院し精査を受けてきましたが、異常がないということでした。数年間、胸痛で悩まされ続けてきたようです。

食道胃十二指腸透視をしたところ、仰臥位で胃内のバリウムが食道に逆流していく所見と食道入口部に triangle sign が認められ、本症であることが分かりました。本症にもＧＥＲＤが起こります。Bockus の Gastroenterology（消化器病学の教科書）を読みますと、就寝した後、胸骨裏側に狭心症様の疼痛が起こると書かれています。

この患者には、透視中に右側臥位か上半身を少し高くするとバリウムが食道に逆流しない病態をフィードバックし、上半身を少し高くして就寝するよう勧め、制酸剤の投与で胸痛は消失しました。

空気えん下症（Aerophagia）

空気えん下症は呑気症ともいわれ、次の三つのタイプが考えられます。

(1) Esophageal belching

食道の空気を出し入れすることによってゲップが起こります。腹部単純X線検査では空気は胃胞でなく食道に溜り、少し拡張しているのが分かります。このタイプに胸痛が起こることはまれですが、ときに逆流性食道炎を併発し胸痛を訴える場合があります。

(2) Gastrocardiac syndrome

胃に空気が溜りゲップするケースです。このタイプはよく胸痛を訴え、胃心症候群と呼ばれます。ゲップにより軽快するのが特徴です。高齢者では歯科医を受診していないか、入れ歯の噛み合わせが悪くないかを問診の際に聞いておきます。若い人にはチューインガムをよく噛まないか、早食いの習慣がないか、しゃべるのが速くないかを聞いておきます。腹部単純X線検査で胃胞に空気が多量に溜っているのが分かります。

(3)Intestinal flatulence

空気をえん下してもゲップをしないタイプです。胸痛よりも腹部膨満感や腹痛を訴えます。しかし、過敏性腸症候群（ＩＢＳ）を併発している患者では、脾彎曲部や肝彎曲部に腸管ガスが貯溜し、腸管の拡張やスパズムを生じた場合には胸痛が起こります。前章の症例は脾彎曲部のガスペインでした。

パニック障害

最近注目されています。これまで不安神経症や心臓神経症と呼ばれていたはずです。胸痛、動悸などの症状とともに一過性に血圧が上昇する症例では救命救急センターや循環器科を受診します。めまい（vertigo）を主症状とすれば耳鼻科を、呼吸困難を主症状とすれば呼吸器科を、悪心、嘔吐、下痢、腹痛などの消化器症状が主症状の場合は消化器科を受診します。頭痛、めまい、失神、知覚異常が主症状なら神経内科や脳外科を受診することもあります。本症は身体症状と同時に強烈な不安や恐怖感を伴うのが特徴です。

多くはプライマリ・ケア医を受診しますが、米国では、プライマリ・ケア医を受診したパニック障害の患者の40％は胸痛を伴っていたと報告されています。わが国では、まだまだパニック障害を診断できるプライマリ・ケア医は少ないと思います。

パニック障害が狭心症や高血圧症などの疾患に合併すると、それらの疾患の症状を増幅させるため厄介です。パニック発作が心拍数を増し、血圧を急激に上昇させ、心拍出量を増加させるため、本症は潜在的な狭心症をしばしば顕在化させます。また、パニック発作は、しばしば動揺性高血圧を伴います。

パニック障害の病態生理についてはまだ明らかになったわけではありませんが、脳内の神経伝達物質であるノルアドレナリンやセロトニンが密接に関与しています。

たとえば、青斑核説と呼ばれる説があります。橋にある青斑核はノルアドレナリン作動性神経が集簇する部位で、自律神経系の中枢性機序をなしているのではないかと考えられています(Redmond 1979)。青斑核は脳のアドレナリンの70%以上を産生し (Marks 1987)、情緒や心血管系の調節に重要な部位である扁桃核などの大脳辺縁系と密接な関係があるといわれています。パニック障害が心血管系の異常や急激な情動変化を伴うことを考え合わせると、青斑核説は本症の病態生理を明らかにする上で大変重要だと考えられます。

二章にわたって胸痛についてお話しました。胸痛を訴える患者には、虚血性心疾患だけでなく、いろいろな病気があるということを念頭に置いておくことが大切だと思います。

二九．心療内科医の喜び

贅沢な1時間、しかし…

私たちの大学病院の心療内科の初診外来では、一人の患者の診療に1時間かけることにしています。先生方は「なんと贅沢で、非効率的な」とお思いになられるでしょう。心療内科を勉強に来た医師たちに、実習に回ってくる学生たちに、患者さんをまるごと診る医療（全人的医療）の現場を見てもらい、その実践のしかたや具体的な方法を伝えたいのです。

10分ほどで診ようと思えば、それも可能です。しかし、なにも伝えることはできないでしょう。１００人の患者の10分診療を見せるよりも、1時間かけた医療の現場を1回診てもらった方が、はるかに多くを伝えられると思います。これが一つの理由です。

最も大きな理由は、心療内科では初診が最も大切だと思うからです。一人の患者を身体も心も家族も含めてまるごと診るには、どうしても1時間が必要です。患者さんは疼痛など身体症状を主訴に来院します。自己紹介や受診した理由、紹介された理由を尋ねたあとに詳しい問診をし、biological な病態を把握するために、丁寧な診察を行います。器質的、機能的な病態だけでなく、心理・社会面、環境面との相関の病態を検討し、患者や家族が理解し受けいれられるように伝えます。これから、どのような検査をし、どのように治療していくのかのインフォームド・コンセントもこのなかに含まれます。

システムズ・アプローチの視点から言うと、患者をサポートすることができるような治療関係、家族関係、社会関係（職場、学校など）を整備することになるでしょう。

からだからこころに入れる強み

これまでもお話してきましたように、初診では問診と診察に相当な時間をかけます。この理由は、次の点にあります。

①「身体と心を分けずに診る医師」というメッセージを患者に伝える。
②ストレス、情動などが身体所見として、からだに現れていないかの診断。
③重大な器質的疾患の除外診断。
④機能的要因の診断。
⑤器質的、機能的、心理的要因の関係性の診断。
⑥心身相関の病態、とくに自律神経系の機能異常と症状との関係性の診断。

たとえば②は、慢性的なストレスが続いている患者では、両肩の筋肉の緊張と痛みが強かったり（患者は気がついていないことが多いが）、抑うつといった患者の情動が、胃部不快感や悪心につながっている場合には、上腹部の皮膚を摘み振動させると振水音が聴取できます。

このように患者の身体から心に入ることができるのが心療内科医の強みだと思います。

患者理解のために

問診や診察をしながら、患者の全体像、すなわち患者理解に努めるとともに共感の感情が私のなかに静かに誕生するのを待ちます。そのためには、診察前に心理士がとってくれたインテーク面接シートが大変役立ちます。インテーク面接シートには、①症状、発症の誘因、経過、症状の軽快因子と増悪因子、症状に対する理解、②受診歴、③既往歴、④家族歴（家族構成、家族像、家庭内の問題、転居・結婚・離婚・生別と死別など）、⑤生育歴（分離体験、外傷体験、子ども時代のしつけ、子どものころの性格）、⑥学校での問題（最終学歴、趣味、学校での様子、対人関係）、⑦職場での問題（勤務条件、役割、対人関係）、⑧その他の対人関係（友人関係、異性関係）、⑨性格、⑩治療意欲（紹介医名と紹介医からの説明、本人の心療内科受診についての理解など）、⑪面接時の印象、⑫まとめ、といった内容が、各項目に印刷したB４の用紙に記載されています。診察前に約30分かけて心理士が面接をし、まとめておいてくれます。診察前か診察をしながら面接シートに目を通し、問診や診察により得た情報や所見との関係を考えます。しばしば、面接シートから受けるのとは違った印象が、患者理解の参考になります。

たとえば、こんなに苦渋に満ちた人生を歩んできた人が、どうしてこのように明るいのだろう、といったことです。

それから、人生の出来事に対する患者の反応のしかたを注意深く観察します。

共感へのプロセス

リッスン（傾聴）が始まります。患者の人生という「歴史の流れ」の輪郭がわかり始めます。彼（彼女）の「歴史の流れ」を歩みつつ、「病気のもつ意味」、それも患者にとって「プラスの意味」を見い出そうと、さらにリッスンを続けます。その意味が理解できたときに、私の内面に患者への深い共感が広がり始めるのです。そのとき、患者を受けとめ（受容）、支える（支持）準備が私のなかにできつつあると思います。このようなプロセスが以前にお話ししましたすべての臨床医に必要な「一般心理療法」なのです。

このようなプロセスは、私自身の感情を手がかりにして起こります。一人の患者との出会いによって、私自身も深められているという体験です。

診療の終わったあとに…

診療が終わったあと、深い充実感が一日を支配します。それは何年も、ときには生涯にわたって、くり返し続くこともあります。一人の患者によって学ぶことのできた充実感と感謝の気持ちだと思います。きっと何万冊の本を読んでも、このような気持ちは起こらないでしょう。患者により深められているという体験が、日々、私の内面で熟成されていくのを感じます。

患者さんとその家族が診療を終えて診察室を出るとき、彼らの表情が別人のように生き生きと変化しているのに気づきます。患者と私の間に起こる相互作用。出会いから生まれる両者の成熟の機会と喜び。心療内科医をしていて本当によかったと思う一瞬です。

心療内科の初診の技術や心得は、本当は心療内科以外の科を受診する患者にもしてあげられれば、遙かに生かされるのではないかと思います。「すべての病気は心身医学的に診なければならない」と思っています。

そうすることで、医師自身の人生がどれだけ豊かなものになるかも私は知っています。

診療報酬

これだけ長い時間を一人の患者の診療にかけても、診療報酬の基本は「心身医学的療法」の

80点（初診は110点）だけです。数分間の診察で、採血や検査をする方が遙かに保険点数は高いのです。日本の医療は矛盾しています。

それでも心療内科医を続ける理由はこれまでお話した通りです。それほど心療内科は魅力をもっているのです。

「心療内科」という科は日本だけ

最初に、心身医学（Psychosomatic Medicine）がドイツで誕生し、米国に渡って発展し、わが国で心療内科として花開いた推移についてお話しました。米国にわれわれが行ったとき、彼らに「あなたはなにを専門にしている医師か」と尋ねられ、「Psychosomatic Medicine」と答えますと、「あなたは精神病理を専門にしている精神科医か」と受けとられ、なんの関心も示してくれません。

私の教室のT君が現在、米国に留学していますが、日本の心療内科を説明するのに「Mind-Body Medicine とホリスティク医学と従来の心身医学を統合した医学だ」と答えると、彼らは「おお素晴らしい。ぼくたちの目指している医学もそのような医学なのだ」と驚き、強い関心を示すそうです。Mind-Body Medicine は、最近、米国で急速に発展しつつある医学です。

米国では精神分析を専門にした精神科医が中心になり心身医学を発展させました。現在の米国では心身医学はリエゾン精神医学へと発展しました。わが国とドイツは内科医が中心となって発展していったため、それぞれ「心療内科」、「心身医療科」として、米国とは異なったかたちで発展していきました。

21世紀は「心療内科」、「心療内科学」という、わが国独自の医学・医療を確立し、全世界に向けて発信していく時代だと思っています。このことも心療内科医の夢であり、また喜びなのです。

附章　追想モンゴルの草原にて

１９９９年の夏、モンゴルを旅しました。

「この世は空である」

見渡すかぎり地平線である。遠くアルタイ山脈がいくえにも連なり、長いなだらかな丘陵がわずかにカーブを描きながら地平線に消える。

雲は刻々とそのかたちを変え、風とともに流れる。草原のかたちと色は雲の影と光とにより自在に変化する。ハーブの香りを運ぶ風によって草原の淡い緑は無限の色に移ろう。

わたしがモンゴルに行きたいと思ったのはずいぶん昔であった。数年前に司馬遼太郎の「草原の記」（新潮文庫）を読み、ますますその思いが強くなる。司馬によれば、モンゴル民族は「奇跡的なほどに欲望少なく生きてきた」稀有な民族である。

ジンギス・ハーンがモンゴルを統一し、オゴタイ・ハーンが帝国を築き、かれの死とともにためらいなくすべてを捨て粛々と北の草原に帰った。それは北帰行といわれる。モンゴルの風のようである。物に対する執着がまるでなかった。気候と大地が、遊牧の生活がそうさせたのか。

オゴタイは仏教が伝わる遙か以前に「空の思想」をもっていた。彼は「財宝がなんであるか。金銭がなんであるか。この世にあるものはすべて過ぎゆく。この世はすべて空だ」といった。オゴタイはつづけて、「永遠なるものとはなにか、それは人間の記憶である」と。城壁も含め、オゴタイにかかわる物はなに一つ残されていない。草原の民はパオ（モンゴル人はゲルと呼ぶ）とともに今も跡を残さず移りゆく。

記憶とはなにか。空の思想がどこから生まれたのか、わたしがモンゴルに行きたかった最大の理由である。

「幸せなときしか歌わない」

地平線の彼方に白い点のようにパオが見える。同行のA夫人がそのパオを訪問した。11人のこどもと両親が彼女を迎えた。モンゴル服に身を包んだ母親が歌った。「草原に点々とわたしたちの山羊が見える。どれもが真珠のように美しく輝いている」という内容だった。馬乳酒を飲みながらA夫人は母親にたずねた。

「わたしたちは悲しいときや寂しいときに歌うの。あなたたちはどんなときに歌うのですか？」

母親は答えた。

「わたしたちは幸せなときしか歌わない」

A夫人は確かめた。

「あなたは幸せですか?」

「いつも家族と暮らし、ともに仕事をし、また家族と一緒に夕食を囲む毎日毎日が幸せです」

と母親は言い切った。

A夫人は「言い切ってしまわれた」ことに衝撃を受けそれから深い感動で満たされたとわたしに語ってくれた。

先述の「草原の記」によれば、オゴタイは狩猟のあとよく野外に宴を張った。あるとき、大貴族のなかに財宝を貯えるのが好きな者がいてオゴタイはその者をからかった。「あなたには、物の真贋を見分ける力というものがありませんな」。その者が、「わたしにも判断力ぐらいはございます」と答えると、

「ではなぜあなたは財産を貯えているのです。人間はよく生き、よく死なねばならぬ。それだけが肝要で、他は何の価値もない。あなたは、財産が人間を死から守ってくれるとお思いになっているのか」とオゴタイはいった。

オゴタイの記憶はパオの母親のなかで生きている。

「真紅の点」

モンゴルの草原には赤が最もふさわしい。雨あがりの草原を妻と歩き続けた。はるか遠くにアルタイ山脈が幾重にも連なる。彼女は真紅のレインコートを羽織り、草原に座って絵を書きはじめた。

わたしは果てしない草原をアルタイ山脈に向かってひとり歩きはじめた。玄奘三蔵はこのような光景のなかを旅したのではないか。

「ガテー　ガテー　パーラガテー　パーラサンガテー　ボーディ　スヴァーハー（往ける者よ、往ける者よ、彼岸に往ける者よ、彼岸に全く往ける者よ、さとりよ幸あれ）」を唱えながら小一時間歩いた。玄奘三蔵は旅ゆく者を守るといわれる般若心経のこの一節を唱えながら果てしなく続く道なき道を旅したにちがいない。こうして歩いていると、仏典を求めシルクロードを旅した玄奘の心情が伝わり、やがてわたしそのものが玄奘であるような錯覚を覚える。

妻のいる方向を見た。見渡すかぎりの淡い緑のなかに砂つぶのような真紅の点がひとつ確かに存在している。

空《くう》のなかの一点。そのような光景から「空の思想」が生まれたにちがいない。

「旅ゆく者の天使」

14人のツアーだった。むろん初対面の人たちばかりである。そのなかに16歳になる「はるちゃん（仮名）」――がいた。彼女はダウン症候群である。両親と彼女の三人の旅である。

はるちゃんは心の優しい人を瞬時に見分ける。彼女の感情と思考と行動は常に一致している。はるちゃんによってツアーの一人ひとりの優しさが引き出され、こころが深く触れあう。

こどもたちが草原の彼方から走ってくる。はじめは点である。やがて人のかたちになるまでさほど時間がかからない。こどもたちは人との垣根がなく、すぐに手をつないで自分のパオに来いという。パオには塀がない。

はるちゃんも垣根をもたない。モンゴルの女性がパオの中を掃除していたときのこと（パオの中は土足で入る。きれいな絨毯も土足で上がる）、彼女は自分の靴をパオの外にきっちりそろえて素足で入っていった。わたしたちにはできない。両親の躾でもない。彼女の天性の思いやりと優しさなのだ。

ある日、はるちゃんの誕生日をパオで祝った。ツアーの13名だけでなく、ほかのツアーの人たちも現地の人たちもこころからはるちゃんを祝った。

夕日が地平線に沈む。わたしたち14人はパオの前で手をとり合い輪になって歌い踊った。黄昏のその光景はモンゴルの旅の最も美しい記憶となった。はるちゃんは旅の女神。わたしたちの天使である。パオにもこどもたちにも、オゴタイの記憶が残っている。そしてわたしたちにも。

…ふと考えこんでしまった。将来、遺伝子操作により、心身ともに健康な人たちだけの社会が誕生すればどうなるのか。わたしたちは痛みのある人の立場になる機会を失ってしまうのではないか。わたしたちの優しさや思いやりのこころは失われてしまうにちがいない。遺伝子診断の技術の進歩は、かつてのナチスのしたことと同じ危険をはらんでいる。

「オゴタイの記憶」

なにもかも包みこんでしまうような空と草原の淡く優しい時間が一瞬にして過ぎてしまった。この8日間、あらゆる自然の表情のなかを旅できた。旅ゆく者の女神、はるちゃんのお陰である。

日本に向かう飛行機の中で、オゴタイ・ハーンの記憶とはなにだったのかを考えた。それは自然と一体となり遊牧民として生きよ、物に執着するなということだったと思う。

北米インディアンも南米のインディオもアボリジニもアイヌの人たちもこころの故郷を失ってしまった。それはまた、わたしたち人間の故郷でもある。かれらとわたしたちのこころとたましいの故郷がモンゴルの草原に息づいている。モンゴルの人々はこのことを知っているのだろうか。

わたしたち日本人の旅行者が文明を持ち込む。5年後にモンゴルはどのように変わるだろう。物々交換と遊牧の生活から貨幣経済と物質文明の世界へと急速に移行するにちがいない。物質文明はこころとたましいを奪い、人々は宗教心を失う。

あと何年オゴタイ・ハーンの記憶は残るのだろう。

あとがき

本書は「いずみ」（いずみ社、その後、診療新社）に1997年4月号から2000年3月号に、ほぼ3年間にわたって掲載された「心療内科初診の心得」をまとめたものである。

当時朝日新聞に連載していたコラム「臨床医の目」が、いずみ社の河村信弘編集部長（当時）の目にとまり、氏より執筆を依頼されたことがきっかけとなったが、30回も続くとは思わなかった。

毎回、400字詰め原稿用紙10枚の字数だったが、書くのが苦痛だと思ったことが一度もなかった。とにかく楽しかった。題材にはこと欠かないからだ。いつも診ている初診の患者さんの一人ひとりがヒントになるのだから、本音を言わせてもらえば、もっともっと続けたかった。絶えず誤解されている心療内科を多くの先生方に理解してもらいたかったからだ。それから「いずみ」の執筆が私の生活の一部になっていたから。

執筆する時に心がけたことは、心療内科初診外来の臨場感を出すことにあった。心療内科の現場に近い生の雰囲気を文章の中に表現したかった。

お陰で多くの先生方に愛読していただいたようだ。お会いしたこともない多くの先生方に講演のお声をかけていただいたり、お手紙を頂戴したりした。「いずみ」を通して多くの先生方との出会いが生まれた。最もうれしかったのはこのことだ。

その後、診療新社の熱心な勧めにより連載を1冊にまとめ、出版される運びとなったが、2005年4月より診療新社がなくなることが決まった。日本心身医学会の学会誌「心身医学」を制作していただいている三輪書店代表の青山　智氏と「心身医学」編集室の前田由美絵氏に相談し、拙著をお送りして新たに本書の発行を依頼したところ、快くお引き受けいただいた。本来、出版されるべきところに戻り、故郷に帰った感がし、うれしい限りである。ご両人に感謝し厚く御礼申しあげる次第です。

できれば続編、続々編と上梓したいものである。

2005年3月3日

著者紹介

中井　吉英（なかい　よしひで）

1942年、京都生まれ。69年、関西医科大学卒業。72年、九州大学医学部心療内科に入局し、80年より同講師。86年9月より関西医科大学第一内科講師。同助教授を経て、93年第一内科学講座教授。

2000年4月より心療内科学講座教授、現在に至る。専門分野は心身医学、消化器病学、医療行動科学。日本心身医学会理事長（近畿支部長）、日本心療内科学会常任理事など役職多数。

著書に『からだと心を診る　心療内科からの47の物語』（2001、オフィスエム）、『はじめての心療内科』（2004、オフィスエム）、『現代心療内科』（2003、永井書店）などがある。

心療内科初診の心得〜症例からのメッセージ〜

発　行　2005年4月1日　第1版第1刷©

著　者　中井吉英

発行者　青山　智

発行所　株式会社 三輪書店

〒113-0033 東京都文京区本郷6-17-9

☎ 03-3816-7796　FAX 03-3816-8762

http://www.miwapubl.com

印刷所　三報社印刷 株式会社

ISBN 4-89590-228-5